U0266966

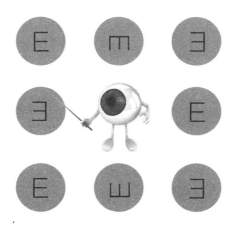

眼健康
知识必读

主编◎詹汉英　张　艳　涂海霞

长江出版传媒　湖北科学技术出版社

图书在版编目（CIP）数据

眼健康知识必读 / 詹汉英 , 张艳 , 涂海霞主编 . —武汉：湖北科学技术出版社 , 2018.8（2020.10 重印）

ISBN 978-7-5706-0345-9

Ⅰ . ①眼⋯ Ⅱ . ①詹⋯ ②张⋯ ③涂⋯ Ⅲ . ①眼—保健—普及读物 Ⅳ . ① R77-49

中国版本图书馆 CIP 数据核字（2018）第 131443 号

责任编辑：李 青 封面设计：胡 博

出版发行：湖北科学技术出版社 邮 编：430070

地 址：武汉市雄楚大街 268 号 电 话：027-87679485

（湖北出版文化城 B 座 13~14 层）

网 址：http：//www.hbstp.com.cn

印 刷：武汉市首壹印务有限公司 邮 编：430013

880×1230 1/32 6.5 印张 158 千字

2018 年 8 月第 1 版 2020 年 10 月第 3 次印刷

定 价：38.00 元

（本书如有印刷问题，可找市场部更换）

序

　　眼睛是人类最重要的感觉器官，人们从外界接收的各种信息中，80%以上是通过视觉获得。若眼睛患有疾病，人们将面临失明，生活于黑暗中。因此，我国已把"健康中国"上升为国家战略，将健康置于优先发展的位置，生命的健康，关系着每一个家庭的幸福与安康，尤其是眼健康更是具有重要意义。

　　随着生活水平的提高，人们开始重视眼睛的健康保健，但对于眼疾病的病因、症状和表现、预防和治疗，仍然存在着盲区。作者根据多年的眼科护理实践，经反复论证推敲，将眼健康的知识编写成书。旨在普及眼健康知识，造福于广大眼疾患者。

　　本书编者用心观察，她们将人们难以理解的眼科专业知识、眼科疾病的预防措施、饮食指导、健康教育的经验等，以科学为依据，以眼科知识为基础，以科普为指导，用通俗易懂的语言，以图文并茂的方式表现出来，既可以作为眼科医务人员进行规范的眼健康知识宣教的工具，又可以作为广大老百姓的眼健康科普读物，更是适合于眼病患者的健康指导。

　　我相信本书的问世，一定会受到广大老百姓和眼疾患者的欢迎，为促进我国眼健康的水平发挥积极作用。

武汉爱尔眼科医院院长

前　言

随着国民经济的发展，生活的富裕，人们对健康的需求逐渐提高，特别是对眼健康的要求越来越高。倡导健康文明的生活方式，树立大卫生、大健康的观念，把以治病为中心转变为以百姓健康为中心，特别是眼健康，从而提升全民健康素养。

我们为了规范护理人员健康指导，传播眼健康的知识和理念，科普眼科疾病的健康教育知识，培养广大百姓健康用眼的生活方式，增进眼健康，远离眼疾病，提高生活质量，造福于个人，造福于家庭，造福于全社会，编写了本书。本书编写人员在阅读大量国内外相关文献的基础上，总结多年来眼科丰富的临床经验，把目前已形成的系统而规范的眼科健康教育知识编写成了本书，旨在造福广大眼病患者和人民群众，提升全民健康水平。

本书共分十个部分，即眼科视力检测、屈光不正疾病、斜弱视疾病、眼睑及眼眶疾病、泪道疾病、眼表疾病、白内障疾病、青光眼疾病、眼底疾病、眼外伤疾病，并附有武汉爱尔眼科医院挂号指南。书中的内容在编排上突出了眼健康教育的特点，介绍了各种眼科常见病、多发病的健康教育知识，以通俗易懂的语言，集科学性、知识性、先进性、实用性于一体。既可作为临床眼科护理人员眼健康教育指导的工具书，也可以为眼疾患者及人民群众提供科普指导。

由于我们的工作经验和前瞻性水平有限，尽管已经做出了很大的努力，仍然难免存在有些错误，真诚希望得到读者的谅解和指正。

武汉爱尔眼科医院护理部　詹汉英

2018 年 6 月

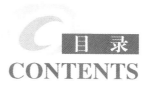

目 录
CONTENTS

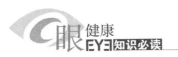

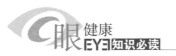

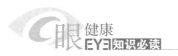

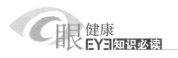

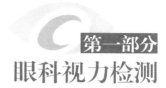

第一部分
眼科视力检测

❶ 什么是视力？

视力是指眼睛视物的能力，包括视远物和视近物及细微部分的能力。

❷ 正常人的视力是多少？

正常人的远视力约为 1.0 左右，一般检查时，主要查远视力。

❸ 儿童不同年龄阶段视力发育的标志是什么？

儿童视力的发育是一个逐步成熟的过程，出生后 2 ~ 6 个月时，宝宝出现了追随现象，能精确的双眼平滑追随，6 个月 ~ 2 岁时，宝宝注视性质为中心注视，3 ~ 5 岁时，宝宝的正常视力下限为 0.5，> 5 岁的宝宝正常视力下限为 0.6 ~ 0.7。所以，各年龄段的儿童视力保护尤为重要。

❹ 儿童各年龄段的正常视力是多少？

不同年龄的儿童正常视力下限是：3 岁的儿童正常视力参考值下限为 0.5，4 ~ 5 岁为 0.6，6 ~ 7 岁为 0.7，7 岁以上为 0.8。因此，

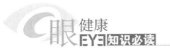

儿童在视力发育的过程中，养成良好的用眼习惯和用眼卫生习惯是非常重要的环节。

5 什么是视力表？

视力表是检测视力的图表。

6 常见的视力表有哪几种？

国际标准视力表（图 1-1）。

标准对数视力表：由廖天荣发明，是目前最常用的视力表（图 1-2）。

ETDRS 表：测量精准视力，临床上多用于低视力的检测（图 1-3）。

环形视力表：也称 C 字视力表，多用于飞行员的视力检测（图 1-4）。

儿童对数视力表：即用于儿童视力检测（图 1-5）。

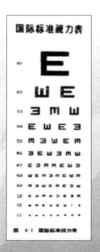

图 1-1 国际标准视力表图

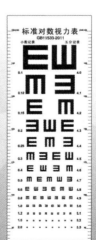

图 1-2 标准对数视力表

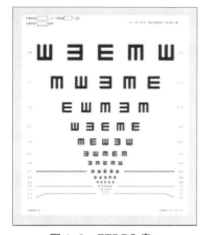

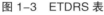

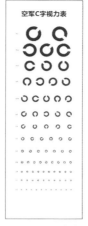

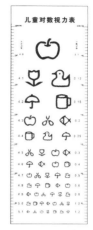

图 1-3　ETDRS 表　　　　图 1-4　C 字视　　　图 1-5　儿童对
力表　　　　　数视力表

7 视力表检测视力的原理是什么？

视力表是根据视角的原理设计的。视角就是由外界物体两点发出的光线，经过眼内结点所形成的夹角（图 1-6）。

在规定的距离处，视力表上每个视标、每一笔划的宽度和笔划间隔均为 1 分视角。视力表 0.1 这一排字母的每一笔划宽度，表示 50 米距离时所形成的 1 分视角；视力表 1.0 这一排字母的每一笔划宽度，表示 5 米距离时所形成的 1 分视角，正确认清这一行，即具有 1.0 的视力。

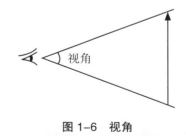

图 1-6　视角

8 视力表的安装有什么要求？

为了使测出的视力准确，视力表的安装尤为重要，安装时做到以下几点：（1）视力表安装的高度以 1.0 视标与被检查者的眼

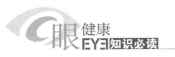
部平齐为标准。（2）视力表位置与检查者距离一般为5米。有些测视力的位置受场地所限，视力表与检查者的距离会发生变化，不同的视力表会有不同的测试距离，最终测出的视力结果是一样的。（3）检查时光线充足，不能太暗，避免阳光直射。

9 为什么看眼病之前要检测视力？

大多数眼病会导致视觉器官和视力的损伤，通过视力检测，一方面能及时发现眼病，有助于协助眼病的诊断，另一方面可以评估眼病的治疗效果。

10 检测视力时您应该怎样配合？

检测视力前，您站立或者坐在工作人员指定的位置，用干净的遮眼板遮于眼前，一般先查右眼视力，再查左眼视力。如果您戴有眼镜，先查裸眼视力，再查戴镜视力。严密遮盖眼睛但勿压迫眼球，以免影响检查结果。您在检查人员的引导下从上至下指出"E"字形视标开口的方向，注意：每个视标认读不超过3秒。检查过程中，如果您看不清视标的开口方向，请告诉检查人员。如果不能辨认0.1视标，那么您要逐步向视力表走近，直到认清为止。视力低于0.02，逐步要做指数检查、手动检查、光感检查等。检查过程中，需要您的配合，才能反映您真实的视力，如果您有任何疑问，请及时与检查人员沟通。

11 为什么视力检查时，有的医院是患者站着检查？有的医院是患者坐着检查？

检查视力时，要求被检者的眼部与视力表上1.0视标平行，患者取坐位或站位均可，不影响视力检查结果。医院可根据接诊患者的人群设立视力表高度，比如：小儿患者和老年患者较多的眼科医院或门诊，考虑到他 / 她们检查视力时速度较慢，所需时间较长，为了让患者更加舒适，多采用坐位检查；体检中心、眼健康筛查、部队招考体检等，年轻人、健康眼人群居多，为了更方便快捷，多采用站位检查。

⑫ 为什么检查视力时，患者站的距离不一样?

视力表是根据视角原理设计的，在规定的距离处，视力表上每个视标、每一笔划宽度和笔划间隔均为一分视角。不同的大小视力表会有不同的测试距离。比如：5 米距离的视力表上面的"E"视标相对大一点，而 3 米距离的视力表上面的"E"视标相对小一点，又或者室内距离不够 5 米长时，可以在 2.5 米处放置一平面镜反射视力表，被检者坐于视力表前下方也可，所检测结果是一样的。

⑬ 影响视力检测的结果有哪些因素?

（1）视力表光线的强弱。（2）视力检测前使用了某些药物。（3）操作者的熟练程度。（4）其它因素：患者的身体状况、交流沟通障碍等。

第二部分

屈光不正疾病

1 什么是屈光不正？

屈光不正是指眼睛在调节放松状态下，平行光线经过眼球屈光系统后，不能在视网膜黄斑中心凹聚焦形成清晰的物像，称为屈光不正，包括近视、远视和散光。

2 引起屈光不正的原因有哪些？

引起屈光不正的原因很多，其中遗传因素和不合理用眼是引起屈光不正主要的原因。

3 什么是近视？

近视是指眼睛在调节放松状态下，由于眼球前后轴加长（图2-1），外界光线聚焦在视网膜前，不能准确的落在视网膜上形成

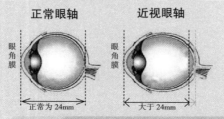

图 2-1　正常眼与近视眼球对比示意图

清晰的物像，称为近视。即看近处清楚，看远处模糊（图2-2）。

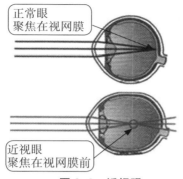

正常眼
聚焦在视网膜

近视眼
聚焦在视网膜前

图2-2　近视眼

④ 什么是假性近视？

假性近视并不是真正的近视眼，而是指眼睛内的肌肉（睫状肌）紧张，导致眼睛处于不能放松的状态，出现类似于近视眼的视远模糊，视近清楚的症状。但是通过药物麻痹睫状肌后，其视远模糊的症状可以消失。在长时间过度用眼后，眼睛调节得不到放松，就可能出现假性近视。因此，当青少年出现视远不清楚的症状时，应及时到眼科医院就诊，明确诊断。

⑤ 如何区分真假近视？

区分真假近视，应当去医院进行专业检查，如眼轴、曲率、综合验光、调节检查等，部分患者需要做散瞳验光，即可区分出真假性近视。一旦确诊为真性近视，应积极治疗与预防。

⑥ 什么是进行性近视？

是指近视度数不断发展，特别是成年近视不断加重，眼轴不

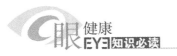

断延长，近视度数逐年增加，甚至达2000度以上，称为进行性近视，又称恶性近视、变质近视。

7 哪些原因易引起小儿屈光不正？

引起小儿屈光不正的原因有很多，例如不合理的用眼，看书、写字的姿势不正确，或光线不好，眼与书的距离太近，看书时间过长，或走路、坐车看书等都可造成眼睛过度疲劳，促成屈光不正。当然遗传因素和不良的用眼卫生也是不能忽视的原因。

8 儿童近视若不及时控制会有哪些影响？

儿童近视若不及时控制，会有如下影响。（1）眼睛容易受损伤：配戴眼镜后，由于儿童活泼好动，若不慎撞击破碎，容易扎伤眼睛。（2）学习成绩下降：近视后不配眼镜看不清字，配戴眼镜后易造成视疲劳，产生厌烦情绪，注意力不集中，导致学习成绩下降。（3）影响孩子将来的发展前途：近视使升学选择专业受到很大限制。（4）遗传后代：现代医学已经证明，由后天因素患得的高度近视，如不及时治疗，遗传概率高。（5）导致并发症：得了近视如不及时治疗，度数会逐渐加深，随着年龄的增长，最终导致高度近视，而容易引起视网膜脱离等严重并发症。（6）其他：温湿度差太大，镜片易反霜等。

9 孩子近视后，视力还会恢复吗？一旦近视如何治疗？

近视一旦形成是不可逆的。但是孩子近视以后可以通过佩戴眼镜（框架眼镜、角膜接触镜）来进行治疗，当年满18岁以后还可通过激光手术进行矫正。因此，孩子近视后可不必过于担心，尽早到正规医院就诊。

⑩ 近视度数增加过快，如何治疗和控制？

近视度数增加过快，可采用非手术方法治疗和手术方法治疗。

非手术方法：佩戴角膜塑形镜（MCT）。适用于近视600度以下，每年近视进展大于或等于100度的人群。MCT技术采用高透氧性材料，多弧段逆几何设计，通过佩戴后产生的机械力学及流体力学作用，使角膜中央曲率变平，中周曲率变陡，重塑角膜屈光力，从而达到白天无需戴镜，也同样拥有清晰视力。同时，通过佩戴MCT后产生的"周边离焦"作用，减少或消除了戴普通框架眼镜所产生的视网膜周边部的远视性离焦，进而控制眼轴拉长，从根本上控制了近视过快的进展。

手术方法：最常做的是后巩膜加固术。适用于5～18岁的人群，近视大于800度，眼轴大于26毫米，每年进展大于或等于100度的人群。后巩膜加固术是用医用的硅胶海绵、异体巩膜等作为保护材料，加固和融合后极部巩膜，支撑眼球的后极部，阻止后极部的进行性扩张和眼轴进行性延长。

⑪ 如何预防小儿近视？

小儿近视是可以预防和控制的，要做到早期预防、早期发现、早期治疗。预防近视要从小抓起，需注意以下内容。（1）科学用眼：近距离用眼时间不宜过长，每隔45～60分钟休息10～15分钟；（2）用眼卫生：尽量减少电子产品的使用时间。（3）加强运动：研究表明，每天保证2小时以上的户外活动能有效减缓近视的发生发展。（4）补充营养：少吃甜食和辛辣食物，糖分摄入过多使体内血液环境呈酸性，易造成血钙减少，影响眼球壁的坚韧性，

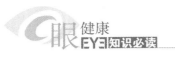
促使眼轴伸长，导致近视眼的发生和发展。

12 学习中如何防治近视?

读书、写字是青少年时期的主要任务，由于课程多、作业多，一天十几个小时看书、写字，长时间把视线限制在近距离环境中，可引起睫状肌持续性收缩，过度调节，形成调节痉挛，形成近视状态（即假性近视），久而久之可使眼球前后径变长，形成真性近视，视力逐渐下降，甚至发展成高度近视。为了预防近视的发生应做到三要：即读书写字姿势要正确；看书写字一个小时后要向远处眺望；要认真做好眼保健操。还需做到五不要：即不要在暗弱光线下看书；不要在直射阳光下看书；不要躺在床上看书；不要看字体过小、字行过密的读物；看电脑时间不要过久，40分钟为宜。读书写字时应做到三个一：眼睛和桌面要保持一尺距离；身体和课桌之间保持一个拳头的间隔；写字时手和笔尖要保持一寸的距离（图2-3）。

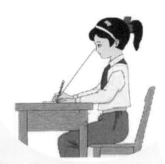

图2-3　正确写字姿势

13 父母近视一定会遗传给孩子吗?

父母中度以下的近视，目前没有明显的依据能说明会有遗传，父母双方如果均为高度近视，其子女通常遗传概率高，但一方高度近视，另一方正常，其子女遗传概率仅为10% ~ 15%。

14　孩子近视了，配眼镜能不能控制近视的发展？

配镜不能代替治疗，普通框架眼镜只能解决孩子看清楚的问题，想要有效的控制近视度数，从双眼视功能检查看，存在异常的，需要通过双眼视功能训练解决障碍；另外，选择持续有效的控制技术，如角膜塑形术、RGP 控制技术、后巩膜加固术等，可以有效控制近视发展。

15　孩子近视了，度数一定会增长吗？

孩子近视了，度数一定会增长的。一般来说，5-18 岁的儿童一年内增长 50 度 ~ 100 度属于正常范畴，如果一年内眼镜度数增长超过 100 度，甚至 200 度以上，就很可能是病理性近视，检查可以发现有眼轴增长。对病理性近视的治疗，目前采用较多的治疗方法是行后巩膜加固术。

16　近视人群在饮食上应注意什么？

近视者人群一方面要加强户外运动，另一方面应注意饮食，多食鸡蛋、牛奶、蜂蜜等含有丰富蛋白质、脂肪、无机盐和维生素营养物质的食物（图 2-4）。这些营养物质对眼内肌肉、视网膜、巩膜等组织具有一定的营养作用，可以增加睫状肌的力量与巩膜的坚韧性。

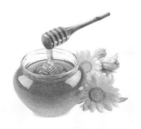
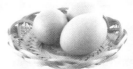

图 2-4　营养食物

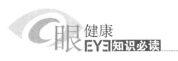

17 什么是远视?

远视是指眼睛在调节放松状态下,平行光线经过眼球屈光系统,聚焦在视网膜后,不能准确地落在视网膜上形成清晰的物像,称为远视。影响远视的视力与年龄和远视的度数有关,低度远视可不影响视力,高度远视看远看近均模糊(图2-5)。

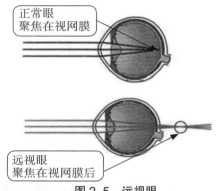

正常眼
聚焦在视网膜

远视眼
聚焦在视网膜后

图2-5 远视眼

18 远视了怎么办,怎么治疗?

远视以后可以通过佩戴眼镜和药物来进行治疗,当年满18岁以后还可通过激光手术进行矫正远视。因此,远视一旦形成一定要重视,积极治疗,否则会有弱视的可能,严重会失明。

19 什么是老花?

人随着年龄的增长,其晶状体逐渐硬化,弹性减弱,睫状肌的功能逐渐减低,从而引起眼的调节功能逐渐下降。大约在40 ~ 45岁开始,出现近距离阅读困难,这种由于年龄增长所致的生理性调节减弱称为老视,即人们常说的"老花"(图2-6)。

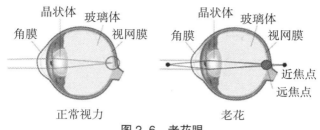

图 2-6　老花眼

⑳ 远视与老视（老花）有什么区别？

虽然两者都可以表现为视近物困难，但两者形成的机制完全不同。

（1）定义不同。

（2）发生率不同：远视是屈光不正的一种，而老视是每个人步入中年后必然出现的视觉问题。

（3）出现年龄不同：远视可出现在婴幼儿、青少年、中老年等各年龄段，老视则出现在中老年时期。

㉑ 哪些因素容易引起老花眼过早发生？

老视是一种生理现象，每个人均会发生老视。除年龄以外，引起老花眼过早发生和发展还与以下因素有关。（1）屈光不正：未行矫正的远视者，较早发生老视，近视发生较晚。（2）用眼方法：从事近距离工作的人出现老视较早。（3）患者的身体素质：身材矮小者容易较早出现老视。发生了老视不要紧张，目前治疗老花的方法有很多，可以到医院做进一步检查，选择合适的治疗方法。

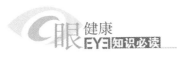
22 老视（老花眼）可以治疗吗？

老花眼是可以治疗的。第一，戴老花眼镜调节是最简单的方法。第二，可以通过手术治疗老花眼，包括角膜屈光手术、巩膜屈光手术、晶体置换手术，其中最常用的是角膜屈光手术和晶体置换手术，目前最前沿的治疗技术是飞秒激光联合三焦点人工晶体置换术。

23 如何延缓老花眼的发生？

为了防止老花眼过早的发生，要注意一下几点：（1）正确的阅读习惯；（2）正常的生活饮食；（3）适当的运动及休息；（4）保持最佳的身心状况，是延缓老花的最好方法。40岁以上的人群建议定期到医院做眼保健检查。

24 远视人群在饮食上应注意什么？

对远视人群，在饮食中需加强补充蛋白质、维生素等，可以多食鸡蛋、牛奶、动物内脏等含蛋白质较高的食物，以及豆类、花菜等含钙量丰富的食物（图2-7）。平日注意用眼卫生。

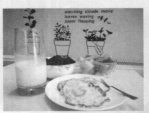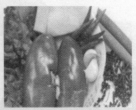

图2-7 蛋白质含量高的食物

25 老视人群在饮食上应注意什么？

老视人群在饮食上应多食黑豆、瘦猪肉、蔬菜等。（图2-8）。尤其是蜂蜜因含有多种氨基酸，可以延缓衰老，因此，对延迟老视的发生也有一定功效。

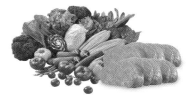

图2-8 营养食物

26 什么是散光？散光了，如何治疗？

散光是指眼球在不同子午线上屈光力不同，平行光通过眼球折射后所成像并非一个焦点，而是在空间不同位置的两条焦线和最小弥散圆的一种屈光状态称为散光（图2-9）。一旦患有，可采取以下治疗：佩戴眼镜和手术治疗（年满18周岁）。

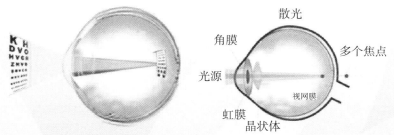

图2-9 散光

27 什么是角膜塑形镜？有什么好处？

角膜塑形镜（图2-10）是一种特殊设计的硬性透气性隐形眼镜，采用高透氧材料制作而成，配戴在角膜上，夜戴晨取，对角膜进行整夜健康塑形，重塑角膜曲率，

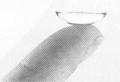

图2-10 角膜塑形镜

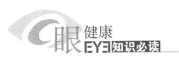
让配戴者迅速恢复裸眼良好视力，并有效控制或延缓近视的发展。

28 角膜塑形镜适合哪些人群?

角膜塑形镜的适应人群为：（1）主要是针对年龄在 18 岁及以下青少年、近视度数在 600 度以内且近视发展较快者，有较好的控制效果；（2）成年人或者需要体检者，如果需要白天良好裸眼视力者也可以佩戴。

29 戴角膜塑形镜应注意什么?

戴角膜塑形镜应注意以下几点。（1）佩戴前洗净双手，切忌留长指甲，以免造成镜片磨损。（2）戴上镜片后，应仔细检查镜片的位置。先眨几下眼睛，如果清楚，表示配戴好，如果不清楚，要看镜片是否偏位。（3）晚上睡觉前配戴镜片，戴上后应等待 5～10 分钟再去睡觉，目的是确定镜片下没有异物或者气泡。（4）晚上配戴时间为 7～9 小时，最好不超过 9 小时，睡觉时尽量保持仰卧或者侧卧位，避免趴在枕头上睡觉，以免镜片受压或错位。（5）早上起床后，两眼先各点 1～2 滴舒润液，立即眨眼，等待 3～5 分钟后，确定镜片可以自由活动后，方可取出。（6）应于配镜后的第 1 天、第 1～2 周、第 3 周、第 6 周复查。（7）感冒、发烧、眼睛出现刺痛、流泪、畏光、发红、分泌物增多等任何不适症状，应该立即停戴并去医院就诊。（8）镜片的正常使用年限为 1～1.5 年，请勿超期使用，以免引发并发症。（9）浸泡镜片的护理液，正常情况下需每天更换。特殊情况没有戴镜片时，药水可 3 天更换一次。

30 治疗近视眼的手术方法有哪些？

治疗近视眼的手术方法：角膜屈光手术、眼内屈光手术、巩膜屈光手术。目前最常见的是角膜屈光手术和眼内屈光手术。

31 角膜屈光手术的方法有哪几种？

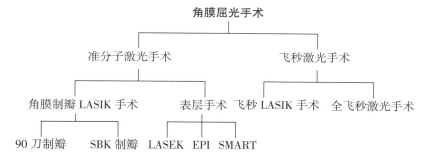

32 哪些人群适合做表层手术？

表层手术在所有激光手术中是最节约角膜厚度的一种手术方式，但此种手术术后反应重、恢复较慢，如果是急需要体检的患者，慎重考虑此种手术方式。表层手术适用于以下情况。（1）患者本人有手术愿望，对手术效果有合理的期望值。（2）年龄 18 周岁以上（除特殊情况外可适当放宽）。（3）近视度数稳定两年，每年度数变化不大于 50 度。（4）近视度数 600 度以内，散光 500 度内。（5）佩戴角膜接触镜者：软性角膜塑形镜需停戴 1 周，硬镜停戴 3 周，角膜塑形镜停戴 3 个月以上。（6）屈光介质无明显浑浊。（7）特殊职业或专业需要，如武警、拳击、足球及篮球运动员等。（8）相比屈光度而言角膜偏薄者。（9）眼睑偏小或者眼窝深陷的患者。（10）无活动性眼病。（11）心理和精神健康。

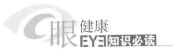
33 哪些人群不适合做表层手术？

不适合做表层手术的人群如下。（1）角膜地形图明显异常，怀疑圆锥角膜。（2）眼部有活动性炎症或病变。（3）未得到控制的结缔组织疾病和自身免疫性疾病。（4）青光眼患者。（5）未得到控制的外眼或眼表疾病。（6）严重的干眼症。（7）屈光状态不稳定，角膜厚度不足。（8）精神疾病患者或精神疾病倾向者。

34 哪些人群适合做半飞秒激光手术？

半飞秒激光是一种经济实惠的手术方式，适用于以下人群。（1）患者本人有手术愿望，对手术效果有合理的期望值。（2）年龄 18 周岁以上（除特殊情况外可适当放宽）。（3）近视度数稳定两年，每年度数变化不大于 50 度。（4）近视度数 1200 度以内，散光 600 度内。（5）屈光介质无明显浑浊。（5）双眼屈光度不等的屈光参差者。（7）角膜中央厚度大于 450 微米。（8）佩戴角膜接触镜者：软性角膜塑形镜需停戴 1 周，硬镜停戴 3 周，角膜塑形镜停戴 3 个月以上。（9）无活动性眼病，如：结膜炎等。（10）心理和精神健康。

35 哪些人群不适合做半飞秒激光手术？

不适合做半飞秒激光手术的人群有：（1）角膜地形图明显异常，怀疑圆锥角膜。（2）眼部有活动性炎症或病变。（3）未得到控制的结缔组织疾病和自身免疫性疾病。（4）青光眼患者。（5）严重的干眼症。（6）屈光状态不稳定，角膜厚度不足。（7）精神疾病患者或精神疾病倾向者。

36 哪些人群适合做全飞秒激光手术？

全飞秒激光是一种微创、无角膜瓣的手术方式，适用于以下人群。（1）患者本人有手术愿望，对手术效果有合理的期望值。（2）年龄 18 周岁以上（除特殊情况外可适当放宽）。（3）近视度数稳定两年，每年度数变化不大于 50 度。（4）屈光介质无明显浑浊。（5）双眼屈光度不等的屈光参差者。（6）角膜中央厚度大于 500 微米。（7）佩戴角膜接触镜者：软性角膜塑形镜需停戴 1 周，硬镜停戴 3 周，角膜塑形镜停戴 3 个月以上。（8）无活动性眼病，如：结膜炎等。（9）心理和精神健康。

37 哪些人群不适合做全飞秒激光手术？

不适合做全飞秒激光手术的人群如下。（1）角膜地形图异常，怀疑圆锥角膜。（2）眼部有活动性炎症或病变。（3）未得到控制的结缔组织疾病和自身免疫性疾病。（4）青光眼患者。（5）严重的干眼症。（6）屈光状态不稳定，角膜厚度不足。（7）精神疾病患者或精神疾病倾向者。

38 什么是角膜胶原交联术？

角膜胶原交联术（CXL）是用于治疗角膜扩张的一种新方法，这是目前唯一针对角膜扩张的潜在病因，即角膜强度减弱的治疗方法。

39 哪些人群适合做角膜胶原交联术？

角膜胶原交联适应于角膜扩张的人群，包括圆锥角膜和角膜屈光手术术后出现的或角膜溃疡溶解引起的角膜扩张。如果一眼确诊

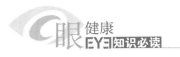
圆锥角膜，另一只眼可考虑早期预防性治疗。临床上也用于角膜形态异常的人群，通过紫外线蓝光照射，加固角膜，使角膜更坚固，防止角膜扩张。目前做的较多的是激光手术＋角膜胶原交联术。

40 出现哪些角膜病变可以做角膜胶原交联术？

角膜胶原交联适应的人群如下。（1）角膜厚度低于400微米。（2）疱疹性角膜炎既往史。（3）严重眼表病变。（4）角膜中央白斑。（5）角膜自身免疫性疾病。

41 激光手术后视力会回退吗？

激光手术以后需要合理用眼，才能保持良好的视力。但是极少数人会出现视力回退的可能，若出现了视力回退，与自身角膜厚薄、眼睛度数是相关的，度数越高，角膜越薄，视力回退概率越大。

42 激光治疗近视眼手术，需要做哪些检查呢？

激光治疗近视手术的术前检查包括：查视力、电脑验光、眼压、眼前节检查、综合验光、角膜地形图检查、瞳孔直径的测量、泪液分泌实验检查、角膜厚度测量、散瞳、散瞳后综合验光、眼底检查等。

43 激光治疗近视眼手术能否当天检查，当天手术？

治疗近视眼手术检查完后，最好不要当天检查，当天手术。第一，检查当日需要扩瞳，瞳孔散大后手术设备无法对眼睛跟踪定位。第二，术前需用药，预防感染。第三，由于时间仓促容易造成患者心理负担，手术配合不佳。

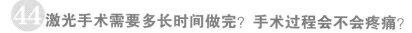

44 激光手术需要多长时间做完？手术过程会不会疼痛？

手术时间的长短跟自己的配合与医生的丰富经验有关，一般双眼手术时间仅需 10 分钟左右。手术时一般不会感到疼痛，因为在术前会点表面麻醉药。

45 注视训练的目的和方法是什么？

注视训练是为了让患者术中更好的盯住激光扫描的指示灯，更好的配合手术，所以做好术前注视训练是很重要的。注视训练方法：双眼同时睁开，用左手遮盖左眼，右手放在眼前 30 厘米的距离，眼睛盯住不要眨眼，保持 1 分钟左右；同样的方法练习另一只眼，双眼交替进行。

46 激光手术前需要注意什么？

（1）遵医嘱使用抗生素和人工泪液眼药水点眼治疗。（2）手术前一晚做好个人卫生，洗头、洗澡、修剪指甲。（3）手术前一晚保证充足睡眠。（4）手术当日要进食，以免紧张出现低血糖反应。（5）手术当天不要化妆、喷香水、发胶，以免影响激光机的能量。（6）手术当天穿宽松衣物，尽量不穿有帽子的衣服。

47 激光手术后需注意些什么？

手术当天尽量闭眼休息，减少外出，避免到人多、空气污浊的地方。外出需要带偏光镜一个月，表层手术需要带 3 个月，一方面防灰尘，另一方面防紫外线。禁忌揉搓，碰撞眼睛，防止角膜瓣移位。全飞秒手术不用担心角膜瓣移位，因为全飞秒手术没

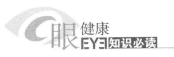
有角膜瓣。面部的化妆二周后即可，眼妆最好在一个月后。第二天复查无异常就可以洗头、洗澡，不让脏水进入眼睛，防止感染，如不小心溅入，及时使用抗生素眼药水。半年后可以游泳，一年后可以潜水。做运动时避免外力撞到眼睛。如果是高度近视，做剧烈运动应慎重。遵照医嘱正常用眼，并注意按时复查。

48 激光手术当天会出现哪些症状？

手术当天 4 ~ 6 小时会出现眼痛、流泪、畏光、异物感等，是术后的正常反应。如 4 ~ 6 小时症状未缓解，若症状越来越重，需及时就医。对于表层手术的患者，出现上述症状持续时间会久一些，不需过于紧张。

49 激光手术需要住院吗？

激光手术不需要住院，随做随走。第一天做术前检查，第二天手术，第三天术后复查即可。

50 激光治疗近视眼，手术后视力可以恢复到多少？

绝大多数人群都能恢复到术前最佳矫正视力，极少数人群由于个体差异而达不到矫正视力。

51 激光手术会不会损伤眼球？

激光手术不会损伤眼球。因为激光手术是氟氩气体混合后经激光产生的一种人眼看不见的紫外线光束，属于冷激光，能精确消融角膜预计去除的部分而不损伤周围组织及其它组织器官。假如您配合不好时，激光会停止发射，所以不会致盲。

52 激光手术前检查为什么需要散瞳验光？

一般近视患者近距离用眼多，眼睛的自身调节功能存在，在调节的影响下验光结果不准确，散瞳验光可以消除调节的干扰，使验光的结果更加客观，更加准确，保证了手术的精准度。

53 激光治疗近视眼手术，有季节或时间的选择吗？

激光治疗近视眼手术，没有季节或时间的选择，任何时间任何季节都可以做手术。因为手术切口小，切口 2 ~ 4 小时开始愈合，术后常规使用眼药水，定期复查，注意眼部卫生。

54 如果同时患有近视又有斜视，可以做激光手术吗？

患有斜视是可以做激光手术的，因为激光手术是在角膜上完成；而斜视手术是在眼肌肉上完成。如果两种疾病都需要手术治疗时，需要依据病情、个人意愿选择手术先后，两者手术间需要间隔 1 ~ 3 个月。

55 双眼皮术后多久才能做激光手术？

取决于双眼皮的手术方式，一般需间隔 1 ~ 3 个月再行激光手术。

56 眼压高了可以做激光手术吗？

眼压正常值：10 ~ 21mmHg，超过此值为眼压高，需要进行青光眼等相关眼病排查方可决定是否手术。部分患者有高眼压症，

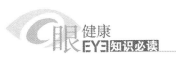
如果排查没有青光眼是可以手术的。

57 眼底有裂孔可以做激光手术吗？

眼底裂孔要看裂孔的范围、大小，如果眼底激光治疗可以封闭裂孔，根据眼底复查的情况，可选择对眼部负压小的激光手术。

58 眼球震颤能否做激光手术？

主要看眼球震颤的程度，如果术中能正确定位的患者可以选择激光手术，如果不能准确定位可选择 ICL 植入术。

59 激光手术当天视力会恢复正常吗？

激光手术当天，视力会恢复一部分，因为手术当天眼部会有一个调节过程，第二天绝大部分视力可恢复到矫正视力。

60 激光手术术后第二天的视力是最终视力吗？

不是，视力恢复期为 1 ~ 3 个月，大多数人在第二天接近或达到矫正视力，也有部分人需要 2 周至 1 个月左右。极少数人需 3 个月才能达到。表层手术恢复较慢。

61 激光手术术后第一天，为什么有些人巩膜（俗称眼白）上有红色血块？

红色血块为球结膜出血，是手术过程中负压环吸引结膜所致，它不影响手术效果，一般 2 ~ 4 周左右自然消退，无需处理。

62 激光手术术后复查的时间？

一般手术复查时间：术后第一天，一周，一个月，三个月，半年，一年定期到医院复查；表层手术复查次数会增多；也可根据医嘱来复查。如出现眼痛或其他异常情况可随时与手术医院联系或到附近眼科门诊检查，请勿疏忽大意，以免延误病情，影响手术效果。

63 激光手术后感觉看近模糊，看远清楚正常吗？

正常。因为术后早期看近处调节力的恢复需要一定时间，一般 1 ~ 2 周可以调节好，年龄偏大的患者需要 1 个月时间。

64 激光手术后多久可以怀孕？

常规手术术后三个月即可以怀孕。如果行表层手术至少半年方可怀孕，因为表层手术术后需要用较长时间的激素类眼药水。

65 激光手术后多久可参加体检、军训？

一般手术第一天即可参加体检、军训，不影响正常生活用眼，但是参加体检的患者，建议提前预约手术。

66 激光术后什么时候用眼最好？

一般术后第一天就可以用眼，但时间不宜过长，以眼睛不感到疲惫为宜。如果有条件，一周内尽量多看远，少看近，及时恢复眼部调节。

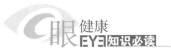
67 激光手术后可以坐飞机吗？

激光手术术后第一天即可乘坐飞机，大气压力的变化不会对术眼造成伤害。因为术后角膜厚度足够保持眼球正常生理状况。高度近视行激光手术后，应适当注意。

68 激光手术术后是否影响开车？

术后在视力恢复好的情况下白天不影响开车，建议术后三个月内尽量不要夜间驾车。手术后少数人夜间视力下降，近视度数高的人出现的概率大些，自身瞳孔大的患者会影响夜间驾驶。

69 激光手术后可以戴美瞳吗？

激光手术后不建议戴美瞳。

70 激光术后可能会出现哪些现象或者并发症？

激光手术也有其适应症和禁忌症，只有符合手术条件的眼睛才能在手术中获益，同时将风险降至最低。眼干是大部分人都有的现象，晨起明显，大多数人3～6个月缓解，全飞秒的患者症状会较轻。眩光及光晕，多数在术后3～6个月内逐步好转。

71 眼内屈光手术的方法有哪几种？

眼内屈光手术的方法有：有晶体眼人工晶体植入术（ICL）、晶体置换术。目前最常见的是有晶体眼人工晶体植入术（ICL）。

72 什么是 ICL？

ICL 是 Implantable Collamer Lens 的简称，中文翻译为可植入式隐形眼镜。与激光和其他切削眼角膜组织的手术不同，它不切削角膜，通过微创手术将晶体植入眼内，对角膜无损伤。ICL 是安全、高端的近视矫正手术方案。

73 ICL 手术效果怎么样？

在美国 FDA 的临床试验中，超过 99% 的患者对手术效果满意，均能达到矫正视力。

74 哪些人群适合做 ICL 手术？

ICL 是一种可逆的手术，不改变角膜组织，适用于以下人群。（1）有手术愿望，年龄在 18 ~ 50 岁。（2）矫正近视度数为 50 度至 1800 度。（3）矫正散光度数为 100 度至 500 度。（4）矫正远视度数在 200 度至 1000 度。（5）前房深度（ACD）等于或大于 2.8 毫米。（6）度数稳定（ICL 术前一年内的屈光变化不超过 50 度）。（7）角膜内皮细胞计数 $>2500/mm^2$。（8）相对于屈光度而言，角膜厚度相对较薄，角膜屈光手术不能完全矫正的患者。

75 哪些人群不能做 ICL 手术？

以下人群不适合做 ICL 手术。（1）一年内屈光度不稳定（近视或散光或远视）。（2）前房深度（ACD）< 2.7mm 者（自角膜内皮至晶状体前表面进行测量）。（3）角膜内皮细胞计数 < $1800/mm^2$、角膜内皮营养不良或其它角膜病变的患者。（4）患者有胰岛素依赖

性糖尿病（Ⅰ型糖尿病或青少年糖尿病）或自身免疫紊乱。（5）虹膜炎、葡萄膜炎、粘连、色素播散综合征、视网膜病变、慢性眼内炎、黄斑退行性变、不规则散光、圆锥角膜或黄斑囊样水肿病史等。（6）青光眼或青光眼家族史。（7）独眼。（8）精神疾病患者或精神疾病倾向者。

76 角膜屈光手术和眼内屈光手术哪一种更安全？

两种手术都很安全，主要是看患者最适合哪种手术方式。角膜屈光手术和眼内屈光手术需要做一套详细的术前检查，医生根据检查的结果，量身定制最适合患者的手术方式。

77 角膜屈光手术和 ICL 手术的区别？

角膜屈光手术，是应用激光的方式对角膜组织进行切削，改变角膜曲率矫正近视，对角膜厚度有要求，并且会永久改变眼球的结构，是一种"减法手术"。ICL 手术，不切除任何角膜组织，只需要通过微创手术在眼球的虹膜与晶状体之间植入一片人工晶体，就可以获得高清视力。同时 ICL 具有可逆性，可在必要时取出或更换晶体，即"加法手术"。

78 ICL 的人工晶体植入眼内，对眼睛有什么影响，可以放多久？

ICL 人工晶体是由最先进的 collamer 生物胶原材料制成，它可以与眼睛达到高度相容，既不会引起炎症也不会有任何异物感，在人体内不会发生排斥反应，可以永久植入眼内。

79 哺乳期可以做 ICL 手术吗？

ICL 手术后需要进行局部点药治疗，为了避免在哺乳期用药对婴儿造成影响，不建议哺乳期间行 ICL 手术，但停止哺乳后三个月可以行 ICL 手术。

80 ICL 晶体植入手术可以同时矫正近视和散光吗？

ICL 晶体分为不带散光的 ICL 晶体和带散光的 TICL 晶体。TICL 晶体植入手术可以同时矫正近视和散光。TICL 可全矫 –0.5D ~ –18.0D 的近视和 –0.5 ~ –6.0D 的散光。

81 ICL 晶体植入手术时间需要多久？

ICL 手术技术成熟，一般一只眼睛的手术时间为 5~10 分钟，病人无需紧张和担心。

82 ICL 晶体植入手术会疼吗？

在进行 ICL 人工晶体植入手术前，会为您点表面麻醉的眼药水，所以 ICL 手术过程是无痛的，术后 4 个小时内可能会有流泪等轻微不适，4 小时后就会恢复正常。

83 ICL 手术后需要注意什么呢？

ICL 手术当天尽量闭眼休息，减少外出，避免到人多、空气污浊的地方。面部两周内不要化妆，眼妆最好在一个月后。第二天复查无异常就可以洗头、洗澡，不让脏水进入眼睛，防止感染，

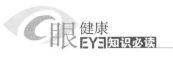

如不小心溅入，及时使用抗生素眼药水。半年内不可以游泳，一年内不可以潜水。做剧烈运动应慎重。遵照医嘱正常用眼，并注意及时复查。

84 ICL 手术后怎么安排复查时间？

ICL 手术后的复查时间：术后第一天，一周，一个月，三个月，半年，一年定期到医院复查，一年后定期复查眼底。

85 ICL 手术后出现哪些情况需要及时就医？

ICL 手术后出现眼睛视力急剧下降、胀痛、眼球受到撞击应及时就医。

86 ICL 晶体植入手术后视力会回退吗？

ICL 手术和近视激光手术不同，不需要去除或破坏角膜组织，保持了眼球的完整结构，因此，ICL 手术以后一般不会出现视力回退。

87 ICL 晶体植入手术后多长时间可以工作？

ICL 手术后第二天即可看清，但是术后第一天应保持适当休息，第二天可以上班，术后早期会有看近处不适感，一周即可恢复。

88 ICL 晶体植入手术后多久可以坐飞机？

ICL 晶体植入术一般为日间手术，术后需留院观察眼压和晶体情况。手术后坐飞机是没有太大影响的，因为机舱内气压和大气压相差很小，但由于个人体质不同，术后反应也因人而异，因此需请医生根据个人恢复情况给予建议。

89 ICL 晶体植入手术后视力可以恢复到多少？

ICL 手术后视力即可以恢复到术前的最佳戴镜视力，恢复时间会因个体差异有所区别。

90 ICL 晶体植入手术后会有眩光吗？

ICL 晶体植入手术后出现眩光与患者自身瞳孔大小有关。一些眼睛大瞳孔大的患者，在术后早期可能夜间有眩光表现，一般术后半年左右会适应而消失。一般不会影响到正常生活。

91 ICL 晶体植入手术后可以生育和顺产吗？

ICL 手术对生育没有任何影响，但是术前术后需要滴用眼药水，眼药水对生育会有影响，因此建议术后停药一个月后再做怀孕计划。至于能否顺产跟 ICL 手术没有太大关系，而是取决于患者的近视度数。

92 ICL 晶体植入手术后老了还可以做白内障手术吗？

ICL 晶体植入手术后老了还可以做白内障手术。ICL 植入于后房，位于虹膜之后，自身晶体之前。到老了发生白内障时，只需在做白内障手术时将 ICL 晶体取出即可。

93 植入 ICL 之后，如果视力发生变化该怎么办？

如果植入 ICL 晶体之后，视力发生了显著的变化，您不要担心，因为 ICL 晶体具有可逆性，医生可根据您眼部的情况，将 ICL 晶体取出或置换。并积极寻找引起视力下降的原因。

94 ICL 晶体植入后能戴美瞳吗？

做 ICL 不会对角膜造成损伤，能保留角膜组织的完全性，所以不影响戴美瞳。

95 高度近视的并发症有哪些？

近视度数在 600 度以上为高度近视，其并发症有：（1）飞蚊症；（2）黄斑出血；（3）视网膜脱离等。

96 如何做好眼部保健？

用眼时应注意以下情况。（1）适当远眺。（2）做眼保健操、按摩眼周围。（3）闭目养神。（4）多吃富含维生素 A 的食物，如猪肝、绿色蔬菜、胡萝卜等。（5）外出佩戴防紫外线的眼镜。（6）多户外活动。

97 日常生活中如何护理好眼睛？

在现代生活中，人们的工作压力越来越大，用眼的时间也特别多，比如看手机、电脑等，眼睛因此也就越来越疲劳。所以，日常生活中眼睛的保养与护理是非常重要的。具体内容如下。

（1）看书时间不能长，一般看一小时后眼睛要休息 10～15 分钟，看看远处，看看绿色，避免眼睛疲劳。

（2）不要在暗光下视物，关灯视物是错误的，要避免眼聚光而使眼疲劳。

（3）避免强光的刺激，看电子产品时，应把屏幕的亮度调柔和，避免强光的刺激使眼部感到疲劳不舒服。

（4）常常清洗眼睛，热敷双眼，促进皮脂腺分泌，还可用流动水清洗眼睛，保持眼睛的清洁干净，避免眼睛发炎。

（5）老年人或干眼症患者，可以做泪道栓塞治疗，堵塞泪道，用自己的泪液滋润眼睛，避免干涩而不适。

98 如何做好眼睛的卫生护理？

正常的眼睛里是有细菌的，空气污染，长期化妆，佩戴隐形眼镜、美瞳等，对眼睛都有刺激。养成良好的洗眼习惯，掌握正确的洗眼方法是非常重要的。洗眼前应洗净双手，用流动水或不含防腐剂的人工泪液清洗眼睛，边洗边按摩眼周皮肤，促进眼周血液循环，保持眼睛的清洁，维护眼健康。

99 人工泪液可以长期使用吗？

人工泪液不需要规定一天用多少次，眼睛干涩就可以点，它只是替代我们的泪液，手术后的病人用一到两支就可以了。如果医生让你长期使用，那应该选择无防腐剂、安全性能高的人工泪液，点一到两周后，停一段时间再点，临床上称为长期间断使用。

100 什么是太阳镜？

太阳镜，也称遮阳镜，起遮挡阳光的作用。人在阳光下通常要靠调节瞳孔大小来调节光通量，当光线强度超过人眼调节能力，就会对人眼造成伤害。所以在户外活动场所，特别是在夏天，许多人都采用遮阳镜来遮挡阳光，以减轻眼睛调节造成的疲劳或强光刺激

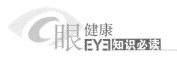

造成的伤害。太阳镜可阻挡紫外线和红外线，同时外界环境的颜色并不改变，只有光线强度改变，好像阴天一样，有凉爽舒适的感觉。

101 什么是偏光镜？

偏光镜可以满足特殊用途的需要，具有很强的遮挡太阳光的功能，常用于太阳光较强烈的野外，特别是屈光手术后的患者防止紫外线时，应当首选偏光镜，其抗紫外线的性能较高。

偏光镜是利用了光的传播特性，通过特殊的材料对光线进行整理和过滤。在其核心层有偏光膜，它允许平行于透光轴方向的光振通过，而垂直方向的光则被吸收，有效地消除强反射光及散射光。于是人眼戴上偏光镜后，视线更加清晰，感知光线更柔和，景物更真实自然，对视力更是能起到保护作用。

102 太阳镜与偏光镜有什么区别呢？

（1）原理和作用不同：普通太阳镜是将所有光线变弱，但是眩光和折射光还是依然存在。偏光镜则可以将眩光、散射光等折射，只吸收物体本身的反射光，看物体更加清晰。

（2）阻隔紫外线的程度不同：普通太阳镜阻隔率相当低，而偏光镜则能达到 99% 的阻隔率。

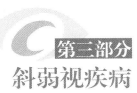

第三部分
斜弱视疾病

1 什么是斜视?

斜视是指两眼不能注视同一目标,当用一只眼注视物体时,另一只眼出现偏斜(图 3-1)。俗称"斜白眼","斜楞眼""对眼","斗鸡眼"等。

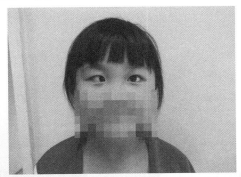

图 3-1 斜视

2 如何观察孩子是不是患了斜视?

儿童斜视表现为眼位偏斜、复视、歪头、畏光、视力不良、眼球运动受限,眼睛疲劳,眼胀痛,眩晕等症状。可以采用家庭手段早期发现,推荐使用角膜映光法(图 3-2)。

具体方法:在孩子正前方 33 厘米处置手电筒,让孩子注视手

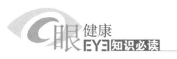

电筒光源。如角膜光反射点位于两眼瞳孔正中央则为正位眼，可判断小孩没有斜视；如果角膜光反射出现于一眼瞳孔正中央，而另一眼出现偏离，则需要尽早去医院做进一步诊断。

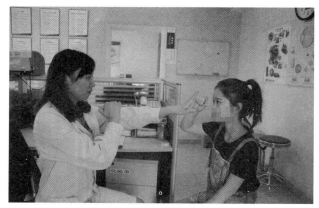

图 3-2 角膜映光法加三棱镜测量斜视度

③ 孩子歪头视物是病吗？

是病。孩子歪头视物不容忽视，排除不良习惯外，主要是由于麻痹性斜视引起。应尽早到医院确诊，并通过手术矫正眼位，避免代偿头位影响面部发育和影响双眼视功能的建立。

④ 如何鉴别真假斜视？

可通过角膜映光法和遮盖试验加以鉴别。有些肥胖、鼻梁过宽、明显的内眦赘皮或瞳距过窄的人，临床上表现为双眼向鼻子靠拢，尤其转向一侧注视时更为明显，内转眼角膜大部分被内眦赘皮遮挡，外观上给人带来错觉，好似内斜视，但是用角膜映光法检查映光点位于角膜正中央。此情况，属于"假性斜视"无需治疗，但需定期观察（图 3-3）。

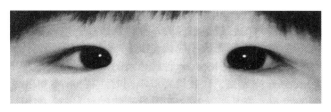

图 3-3　假性斜视

5 斜视会带来哪些危害？

第一，外观异常既影响美观，又影响心理健康，据调查大多数斜视患者容易自卑，并且影响正常的工作和社交；第二，视功能受损会引发弱视，斜视患者都易形成斜视性弱视，导致患者斜眼的视力都比较差，视力终生无法矫正；第三，影响择业，斜视患者一眼偏斜，仅仅能用一眼注视目标，视野远不如正常人开阔，同时伴有融合功能和立体式功能受损，故在就业时受到限制，例如驾驶、绘图、精细工作等；第四，影响全身骨骼发育畸形，一些麻痹性斜视的患者，由于眼肌麻痹，常采用偏头、侧脸等一些特殊的头位来克服视物时的不适，俗称斜颈。长期的斜颈会导致头面部及全身骨骼发育的畸形。

6 如何使斜视患者"改斜归正"？

斜视如果早期发现，早期治疗是可以治愈的。治疗方法有遮盖优势眼、配镜、用药、视功能矫正训练和手术等。具体如下。（1）遮盖优势眼和精确的配镜可治疗同时存在的弱视。（2）配镜：如由于远视引起的调节性内斜视患者应佩戴全矫处方远视框架眼镜。对有复视的斜视患者，一部分患者可佩戴三棱镜可使视轴平行，消除复视。（3）药物治疗，如阿托品散瞳可以矫正或部分矫正屈

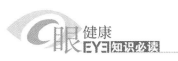
光性调节性内斜视。A 型肉毒素主要应用于中小度数麻痹性斜视。（4）视能矫正训练：同视机训练可恢复和重建视功能；（5）手术治疗包括肌肉减弱术、肌肉加强术和肌肉移位术以矫正眼位。

7 斜视愈后效果如何评价？

斜视预后可分为四个等级评价：一级功能治愈，指双眼视力均正常或接近正常，有正常的视网膜对应和融合力，眼位在任何情况下均正位或少量隐斜；二级功能治愈，是在一级功能治愈的标准中有一项存在缺陷，但视网膜对应是正常的；三级功能治愈，是视网膜对应不正常，但又存在较粗浅的双眼视和融合力；四级美容治愈，指双眼视力相差太远，完全没有双眼视觉，仅获得外观上的改善。

8 做了斜视手术可以提高视力吗？

斜视手术是不可以提高视力的，因为斜视手术与视力无关。斜视手术的目的是矫正眼位改善外观，改善视功能，消除复视与视疲劳，改善异常头位，减轻斜视给患者带来的心理压力等。

9 斜视手术的最佳时机是什么时候？

大部分斜视（先天性斜视，获得性外斜视，排除颅内疾患后的麻痹性斜视等）一旦发现应尽早手术。不能立即做手术的斜视有：（1）部分调节性内斜视，切不可马上手术，如戴镜 6 个月以上，内斜仅是减轻，残存斜视应尽早手术，戴镜后斜视无变化者，更应早做手术；（2）急性共同性内斜视，如复视不能消退，3～6 个月后在排除颅内疾患后即可手术；（3）单眼性恒定性内斜视可先采用遮盖疗法，促使变成交替性斜视，然后再行手术，如遮盖半年以上仍无效，也尽早手术治疗；（4）对于合并有眼内疾患视力无法恢复的内、外斜视，手术宜在 12 岁以后进行。

⑩ 斜视治疗周期要多久？

需要手术治疗的斜视一般住院 7～8 天；戴镜治疗的斜视需要坚持随诊 3 年，期间可正常上学，不影响学习。

⑪ 斜视手术前要做哪些准备？

斜视是择期手术，首先要完善全身检查，包括心电图、血尿常规、凝血时间、肝肾功能、乙肝两对半、胸片（小儿），以及专科检查，包括视力、综合验光、眼轴、同视机及三棱镜检查等。在确定患者全身情况良好，心理准备充分后才能确定手术日期，常规术前 1 天点抗生素眼药，洗头洗澡，做好个人清洁，术晨冲洗泪道及结膜囊，全身麻醉患者术前需禁食 6～8 小时。

⑫ 全身麻醉安全吗？

非常安全。全身麻醉简称全麻，是指麻醉药经呼吸道吸入、静脉或肌肉注射进入体内，产生中枢神经系统的暂时抑制，临床表现为神志消失、全身痛觉消失、遗忘、反射抑制和骨骼肌松弛。对中枢神经系统抑制的程度与血液内药物浓度有关，并且可以控制和调节。这种抑制是完全可逆的，当药物被代谢或从体内排出后，患者的神志及各种反射逐渐恢复。

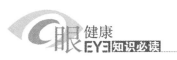
13 斜视手术安全吗？

斜视手术是非常安全的，不会对眼睛造成损害，手术是在六条眼外肌上进行，不涉及视神经和眼内组织。斜视手术没有疤痕，从外观上基本看不出来，而且现在斜视手术是在显微镜下进行，更加保证了手术的精准性。

14 眼外肌的分类和作用有哪些？

眼外肌的分类和作用如表所示。其眼肌的分布如图 3-4。

分类	作用
内直肌	完成眼球的内转运动
外直肌	完成眼球的外传运动
下直肌	完成眼球的下转、外旋、内收运动
上直肌	完成眼球的上转、内旋、内收运动
下斜肌	完成眼球的外旋、上转、外展运动
上斜肌	完成眼球的内旋、下转、外展运动

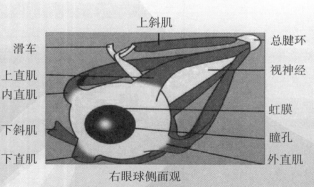

右眼球侧面观

图 3-4 眼肌

⑮为什么左眼斜视，做的却是右眼的手术？

斜视是双眼的病，不分单双眼，有时患者主观感受和检查不一致。因此，应根据检查结果，科学地制定手术方案。

⑯什么是复视？

复视即视物成双，是由于获得性的视轴的偏斜所致，即双眼视物体时，感觉为两个物像的异常现象（图3-5）。

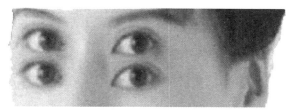

图3-5　垂直复视

⑰为什么做了斜视手术后反而出现视物重影？

部分斜视患者术后出现重影是因为手术改变了患者看东西的习惯，应该庆幸这是视功能逐步恢复的标志。在术前，患者存在异常视网膜对应关系，手术后就会产生矛盾性复视。

⑱斜视术后复视如何预防与处理？

（1）术前可通过三棱镜中和眼位，询问患者有无复视或同视机检查视网膜对应关系来预计手术后出现复视的可能性。（2）术中出现复视应尽量调整，直至看近看远无复视为止。（3）矛盾性复视无需处理，经过1至数周视网膜对应的正常化或形成单眼抑制后，复视会自然消退。（4）同视机训练，具有消除抑制，恢复

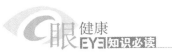

双眼视功能的作用，能明显改善术后复视现象。（5）极少数在正前方有不能忍受的复视时可考虑再次手术矫正。

⑲ 斜视手术后，为什么眼睛红，需要多长时间消退？

术后眼红主要原因是球结膜下出血所致，一般一个月可自行消退。也可以在术后使用低功率氦氖激光照射，促进积血消散和吸收。

⑳ 斜视手术后为什么会出现恶心呕吐？

斜视手术牵拉眼外肌，压迫眼球，刺激迷走神经兴奋，引起心跳减慢、恶心呕吐、腹痛等症状，为减轻症状，术前 30 分钟常规注射硫酸阿托品，术中动作轻柔，术后进食清淡易消化饮食可减轻症状。

㉑ 斜视手术是否一劳永逸，永不复发？

当然不是。手术能起到矫正眼位的作用。相同的手术量可能产生不同的矫正效果，与肌肉的长度、力量、弹性均有关。因此，获得满意的手术效果，可能需要不止一次手术。对于单眼矫正视力 ≤ 0.1 者，复发概率增大，也有避免复发的方法，如每天遮盖较好视力的眼睛 15 分钟，让视力差的眼睛多看东西，可以延缓复发时间。

㉒ 什么是低功率氦氖激光，它有什么作用？

低功率氦氖激光是一种红色可见光，其波长为 632.8nm，能扩张局部组织血管，加快血流，改善循环，增加血管通透性，加快炎性物质的吸收，促进术眼充血及水肿的消退（图 3-6）。

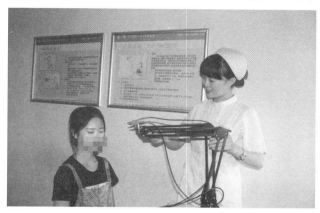

图 3-6　低功率氦氖激光

23 什么是同视机？

同视机又称大弱视镜、是模仿人眼生物原理设计的眼科精密仪器，是斜弱视门诊、病房必备的检查治疗设备。

24 什么是视功能？

视力只是眼睛视觉功能的一部分，眼睛的视觉功能包括视力、视觉、光觉、对比觉、双眼视觉、调节与辐辏等。

25 同视机有哪些功能？

主要用于斜视角测量和双眼视功能的检查、视功能的重建训练等（图 3-7）。

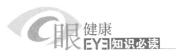

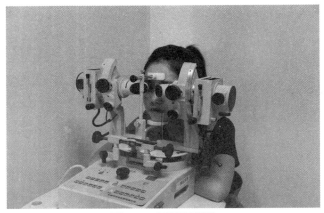

图 3-7   同视机训练

26 同视机训练视功能的方法有哪些？

同视机训练视功能的方法有三种，包括同时视功能训练、融合功能训练和立体视功能训练。

同时视功能训练，也称一级视功能训练，是通过捕捉训练和闪烁训练恢复视功能的。其中捕捉训练指用同时视画片，如老虎与笼子，固定一个镜筒，患者移动同视机镜筒，将老虎放到笼子中去；闪烁训练：把融合画片放在他觉斜视角处同时闪灭，以刺激患者黄斑部位，直至融合成一个画片（图 3-8）。

融合功能训练，也称二级视功能训练。是在融合点处锁住两个镜筒，患者一直注视镜筒内画片，工作人员转动融合范围尺，向内或向外旋转直至分开，分开后再旋回原位，反复训练以扩大融合范围（图 3-9）。

立体视功能训练，也称三级视功能训练，按融合训练的方法，使用立体视画片进行训练（图 3-10）。

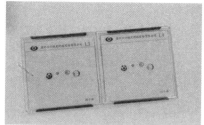

图 3-8 同时视画片　　　　　图 3-9 融合画片

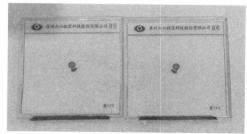

图 3-10 立体视画片

27 斜视术后注意事项及护理有哪些?

手术眼包扎 24 小时，减轻出血。术后第二天拆开纱布换药，局部给予外洗，滴抗炎眼药及眼膏。同时给予低功率氦氖激光及视功能训练。术后第 7 天拆线，拆线后继续局部用药至术后 3 ~ 4 周。术后一月复诊，如有不适，立即就诊。科学用眼，避免疲劳及感染。饮食上忌辛辣刺激性食物。如原有屈光不正的患者，术后需遵照医嘱重新配镜治疗。如原有弱视，需在医生指导下继续进行弱视治疗。对有双眼视功能缺陷的儿童术后应遵医嘱进行相关训练。

28 斜视术后如何复诊?

一般手术后 1 个月、3 个月、6 个月、12 个月定期复诊，以后酌情每年复诊 1 ~ 2 次。儿童建议长期复诊至 18 岁。期间每 3 ~ 6

个月需要调整眼镜屈光度。复诊内容包括：视力，眼压，眼轴，眼位，双眼单视功能，屈光变化，是否有角膜上皮剥脱、干眼症、肌肉滑脱、眼前节缺血等征象。

29 为什么有的双眼斜视却只用做一只眼手术？

这具体要根据斜视类型和斜视度数来决定。

30 伴有屈光不正的患者，斜视矫正术后如何指导配镜？

斜视矫正术后，眼位获得正位，原有屈光不正者，原则上应该重新验光。

（1）调节性内斜视患者，术后过矫，重新给予欠矫配镜。术后正位，减调节配镜；眼位欠矫者，可给予足矫配镜；

（2）术后裸眼或戴镜均正位，可欠矫或足矫配镜。

31 成人斜视可以治愈吗？

可以治愈。成人斜视来院就医有两种情况，一种是近期发病，以复视为主要症状，患者要求消除复视。另一种是发现斜视很早，拖延到成年后才要矫正，患者以改善外观为主。这两种情况都是可以治愈的。

32 什么是先天性眼球震颤？有哪些临床表现？

先天性眼球震颤是指出生后 6 个月内出现的一种双眼不自主的，有节律的眼球颤动。其临床表现有弱视、代偿头位、代偿性频繁瞬目、眼球有规律的颤动。

33 先天性眼球震颤如何治疗？

先天性眼球震颤通常需通过戴镜和手术治疗。手术的目的是使中间带前移，纠正代偿头位，从而改善外观。

34 什么是甲状腺相关眼病？眼部有哪些临床表现？

是一种与内分泌有关的免疫性疾病。甲状腺相关眼病主要临床表现为眼球突出、复视、异常头位、下斜视或内斜视，眼球运动受限等。

35 甲状腺相关眼病引起的斜视如何治疗？

在甲状腺 T3，T4，TSH 等指标控制正常，斜视度数稳定 3 ~ 6 个月之后进行眼外肌手术矫正眼位。

36 重症肌无力引发的斜视如何治疗？

重症肌无力主要的眼部体征是眼外肌无力，斜视、眼球运动障碍及上睑下垂。在病情稳定、斜视角度稳定者可行眼外肌手术矫正眼位。

37 怎样让孩子远离斜视？

（1）孩子看电视时，除注意保持一定距离外，不能让小孩每次都坐在同一位置上，尤其是斜对电视的位置。应时常左中右交换座位，否则孩子为了看电视，眼球老往一个方向看，头也会习惯性地向一侧歪，时间久了，6 条眼肌的发育和张力就不一样，失

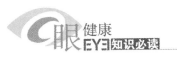
去了原来调节平衡的作用，一侧肌肉老是处于紧张状态，另一侧则松弛，就会造成斜视。（2）要经常注意孩子的眼部卫生或用眼卫生情况。如灯光照明要适当，不能太强或太弱，印刷图片字迹要清晰，不要躺着看书，不可长时间看电视及打游戏机与电脑，不看三维图等。（3）对有斜视家族史的孩子，尽管外观上没有斜视，也要在2周岁时请眼科医生检查一下，看看有无远视或散光。（4）婴幼儿在发热、出疹、断奶时，家长应加强护理，并经常注意双眼的协调功能，观察眼位有无异常情况。（5）双胞胎中一人患病，另一人要定期到医院检查，便于早期发现，早期治疗。

38 做眼肌锻炼能改善视力吗？

不能。但是对于眼集合功能不足者，反复做眼肌的集合训练可能会减少重影。

39 为什么进行单眼斜视矫正术后需要双眼包扎？

因为双眼是同步运动，术后包扎双眼，使手术眼得到了充分的休息，防止肌肉缝线因眼球运动而被撕脱。如果手术以后，孩子做左眼手术只包左眼，右眼运动的时候左眼也会随之运动，这样影响手术眼的恢复。

40 什么是弱视？

最佳矫正视力低于正常，或是两只眼的视力相差两行以上，经检查眼部无器质性病变，即诊断为弱视。

41 如何判断弱视的程度？

弱视按照最佳矫正视力的高低，一般把各种弱视划分为轻、中、重三个不同的级别。轻度弱视指最佳矫正视力为 0.6 ~ 0.8；中度弱视指最佳矫正视力为 0.2 ~ 0.5；重度弱视指最佳矫正视力 ≤ 0.1。

42 弱视分为哪几类？

弱视根据病因分为 5 类。（1）斜视性弱视：即弱视眼斜视或曾经有斜视；（2）屈光参差性弱视：两眼屈光度不等；（3）屈光不正性弱视：没有带过矫正眼镜和高度屈光不正，尤其多见于高度远视及高度散光；（4）形觉剥夺性弱视：婴幼儿时期任何影响光线对视网膜刺激受到障碍而引起视功能发育障碍；（5）先天性弱视。

43 弱视的诊断标准？

弱视诊断时要参考不同年龄儿童正常视力下限：3 岁儿童正常视力参考值下限为 0.5，4 ~ 5 岁为 0.6，6 ~ 7 岁为 0.7，7 岁以上为 0.8，8 岁以上接近 1.0。两眼最佳矫正视力相差 2 行或更多，较差的一眼为弱视。如果幼儿视力不低于同龄儿童正常视力下限，双眼视力相差不足 2 行，又未发现引起弱视的危险因素，则不宜草率诊断为弱视，可以列为观察对象。

44 哪些因素会导致弱视？

斜视，远视，散光，屈光参差，先天性白内障，先天性上睑下垂，未经治疗的无晶体眼，角膜白斑等都是弱视发病的直接原因，其他如患风疹、早产、低体重、缺氧史、发育迟缓、先天性青光眼等也是弱视发病的间接因素。

45 在生活中如何初步判断孩子患了弱视？

由于弱视小儿外观并无改变，看起来和正常儿童一样，极难被发现，所以孩子满3岁后，要定期带孩子找专业眼科医生检查，细心家长在生活中可以观察孩子有没有以下现象：（1）看电视时歪头，甚至离电视越走越近；（2）孩子非常聪明，可是成绩总是不好，甚至怀疑有"多动症"；（3）阅读，做算术时易串行。

46 弱视对孩子有哪些危害？

弱视的危害远大于近视，因为近视经常配戴眼镜，矫正后视力可达到正常。弱视若不能及早发现和治疗，即使配上眼镜，视力也是永久低下。因此，弱视对孩子有以下危害。

不能正确认知事物：弱视患者没有同视能力、融合能力和立体视觉功能，不能正确判断事物的远近距离，在他们眼里事物是模糊或者有重影的。

影响心理的健康成长：因为看不清楚事物，学习不好，走路老摔跤，弱视患者常被别的孩子嘲笑。长久下去，会让弱视患者形成严重的自闭心理，严重影响他们的心理健康。

影响学习、择业与生活：弱视患者没有立体视觉想象能力，长大后一般不能选择建筑、工程设计、医学、机械、美工等专业。

47 弱视患者对今后的工作有哪些影响？

儿童弱视除视力不好外，眼睛外观没有任何变化，所以常被家长忽视，儿童的弱视如不及早发现和治疗，将会导致单眼或双眼视力低下，严重影响其视功能。不仅如此，弱视还可能导致双眼无法形成立体视。由于大脑只能得到单侧健康眼输入的视觉信号，大脑无法形成立体的像，将导致患者没有立体觉想象能力。因此，弱视的儿童长大后不能选择如建筑、工程设计、医学、机械、美工等专业。此外，弱视还可引起斜视，影响美观和身心健康。弱视儿童常有自卑和自闭心理。

48 治疗弱视的最佳年龄是多少？

弱视治疗必须抓早抓小，这是因为弱视绝大多数发生于学龄前期的婴幼儿，而治疗弱视又受到年龄的限制，年龄越小效果越好，3～6岁是弱视的"黄金治疗"年龄，3岁左右治疗弱视成功率非常高，到7岁时成功率下降一半，到12岁以后治疗困难加大，需付出更多努力才能提高视力。弱视的疗效与治疗时机有关，发病越早，治疗越晚、疗效越差。因此，明确诊断弱视的孩子，家长应高度重视。成人的弱视治疗效果虽然不好，但只要坚持治疗，视力也能有不同程度的提高。

49 弱视能够治愈吗？

由于导致弱视的病因很多，因此在治疗弱视时应尽早、及时、有效地去除病因，配镜遮盖加弱视训练，弱视的治愈率还是很高的，希望家长提高孩子治疗的依从性。

50 弱视的治疗方法有哪些？

（1）佩戴框架眼镜，这种方式既安全又方便，几乎所有的弱

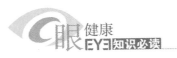

视患者都要佩戴眼镜；（2）遮盖疗法：是指遮盖优势眼，也是临床上应用最广泛、治疗效果最好的方法，适用于斜视性弱视、屈光参差性弱视或者其他类型的单眼弱视；（3）精细目力训练：是对弱视眼的一种特别应用训练，有利于视觉发育和提高视力。精细目力训练方法很多，比如用细线穿珠子、穿针、阅读、画画、拼图等，可根据弱视患儿的年龄、智力和视力等情况选用，也可经常变更训练方法；（4）弱视治疗仪（图3-11），一般每天做1~2次，每种功能每次做5分钟，一般情况是戴镜做治疗。

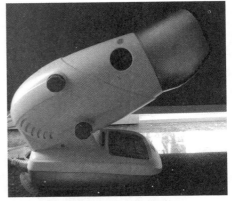

图3-11　弱视训练仪

51 弱视的治疗要点是什么？

弱视治疗的效果取决于年龄、弱视程度和对治疗的依从性等。首先应去除形觉剥夺因素，如白内障、上睑下垂等；其次应配合戴适合的眼镜；再则，对于单眼的斜视性弱视，屈光参差性弱视在矫正屈光不正后用遮盖法治疗，即遮盖视力较好眼，强迫弱视眼注视。

52 如何早期发现孩子患有弱视？

目前认为弱视筛查的最佳年龄是3~6岁，也就是幼儿园时期，这个时期比较容易发现弱视发病的原因和危险因素。孩子从3岁起，每年定期做视力检查，发现孩子有歪脖、眯眼等习惯，更要及早检查，筛查出视力有问题的孩子，一定要散瞳验光，尽早确诊，早期治疗。

53 弱视治疗的注意事项有哪些？

弱视治疗的注意事项包括：（1）弱视训练应在视觉发育存在敏感期进行，过了敏感期，治疗效果很差。（2）弱视儿童必须配戴合适的屈光矫正眼镜。（3）当弱视患者的两眼视力相差较大时，在进行视觉训练时必须遮盖视力较好的眼睛。（4）视觉训练是一个长期的过程，选用多媒体训练软件可以有效提高儿童治疗的依从性，从而提高治疗效果。（5）由于弱视训练必须每天进行，不宜间断。可以将家庭训练和医院训练有机结合起来。一般在新训练的初始阶段，到医院直接在医生或视光师的指导下进行，待孩子对训练目的和方法比较理解后，可将训练转移到家中继续进行。（6）弱视治愈后，一般需要三年的随访期。随访期内，要定期到医院复查。（7）弱视治疗的最终目的不是弱视眼视力的提高，而是建立双眼视功能。没有建立起双眼视功能的患者，很难保证弱视眼视力提高后不发生减退。因此在弱视眼视力提高到与优势眼视力相差不超过2行时，应及时进行双眼视功能的训练。即使弱视已经治愈，还要坚持每年2次的眼科检查，定期调整眼镜度数直至成年。

54 弱视儿童如何选择配镜？

根据弱视的不同类型分为：（1）无斜视的弱视，按验光结果，以矫正视力最佳为原则，根据屈光状态、视力、年龄、给予配镜处方；（2）带有散光的弱视，原则上不予增减，按实际结果处方。但对

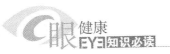

高度远视散光与近视散光，可酌情减量。应半年至1年验光1次，根据屈光状况、斜视度及矫正视力情况的变化而变换眼镜度数。（3）伴内斜视的弱视，首次配镜要给予足度数矫正，配镜后要定期复查视力，每半年至1年重新散瞳验光1次。调节性内斜视在维持眼位正、视力好的情况下酌情减低球镜片；部分调节性内斜视或非调节性内斜视再次验光时应适当减少远视度数，避免出现调节麻痹。（4）伴外斜视的弱视，学龄前儿童，如远视度 ≤ +2.50度，且对视力影响不大，可暂不配镜。超过 +2.50度时应获得最后矫正视力较低度数处方，但一般减少不超过1/3。如果屈光不正为近视性，按散瞳验光结果配镜。

55 家长如何配合医生预防弱视的复发？

（1）要坚持双眼视功能训练：当弱视眼视力达到0.6时，就可以进行双眼视功能训练，如手描实体镜、同时视训练及融合力训练等。（2）眼位的矫正：对于配戴眼镜及综合治疗仍不能矫正眼位的弱视儿童，应尽早进行斜视手术。术后再进行双眼视功能训练，防止弱视复发。（3）保持双眼视力平衡：在弱视眼视力上升到0.9以后，仍与健眼相差较大者，应当采用半遮盖疗法或交替压抑疗法，使弱视眼视力更快地上升，与健眼视力保持平衡，防止弱视复发。（4）要有稳固的中心注视：在弱视眼注视性质转入中心注视后，一般不会复发，所以要注意这方面的训练，以防止弱视复发。（5）重视复诊与家庭巩固治疗：弱视在基本痊愈后，不能以为大功告成，万事大吉，一切治疗停止。基本痊愈后仍必须坚持家庭巩固治疗，逐渐减少次数，在2～3年内慢慢停止；坚持复诊，第一年内应每月复诊一次，以后两年内应每3月复诊一次。

56 什么是遮盖疗法？

遮盖疗法指的是用专用眼罩遮盖优势眼，用弱视眼看物体，适用于斜视性弱视、屈光参差性弱视或者其他类型的单眼弱视（图3-12）。

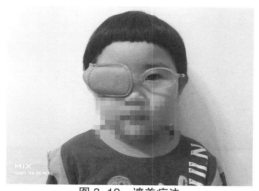

图 3-12 遮盖疗法

57 为什么弱视治疗的早期，孩子的视力会"下降"？

患儿一旦系统治疗弱视，优先采用的是优势眼遮盖疗法，当遮盖优势眼后，只能用弱视眼，即使轻、中度弱视，视力也会有"明显降低"的假像。

58 弱视遮盖治疗的方法？

常规遮盖治疗即遮盖优势眼，是最主要和最为有效的治疗单眼弱视的方法。遮盖必须严格和彻底，应避免偷看而影响疗效。为避免发生遮盖性弱视，具体遮盖时间及程度应根据患儿年龄大小，双眼视差情况做适当调整。在遮盖期间应遵医嘱定期复查，除常规遮盖外，还应鼓励患儿用弱视眼做描画、写字、编织、串

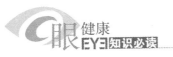

珠等训练精细的作业。遮盖法达到双眼视力平衡后，要逐步减少遮盖时间慢慢停止遮盖治疗，以使疗效巩固。

59 小孩患了弱视，每天书写作业是否可以代替穿珠子、描写等治疗手段？

不可以。一般要根据弱视眼的情况予以遮盖，并在遮盖期间配合做一些精细工作。如穿针、描画等，从而刺激弱视眼的发育。看书和写作业是达不到这样的效果的。

60 弱视治愈后还需复诊吗？

弱视治愈后复诊是非常重要的，需坚持 3 年复诊，是预防弱视复发的重要条件。复诊间隔的时间：弱视治愈之后，巩固治疗效果 3 个月。在以后的复诊期内，前 6 个月，每月复诊一次，以后，每半年复诊一次，直至 3 年或敏感期过后。在复诊期间，弱视复发者，继续治疗，选用遮盖疗法或压抑疗法。如果屈光不正属于中、高度远视，一定要恢复戴镜。弱视完全功能治愈，还应该包括双眼视觉和立体视觉恢复正常。

61 治疗斜弱视后还有哪些问题需要解决？

治疗斜弱视后还有以下问题需要解决。

（1）融合功能。孩子视力恢复至正常，很多家长认为不必再进行斜弱视治疗其实这是错误的。多数斜弱视患儿不仅没有双眼同视的功能，而且融合功能和立体视觉都存在缺陷。当弱视眼的视力恢复正常之后，还需要继续治疗，达到视力稳定。提高视力是斜弱视治疗的根本目的。

（2）训练中心注视。弱视眼多有固视异常，有些存在注视性质异常，如旁中心注视，旁黄斑注视，治疗时应首选后像及光刷训练，以恢复中心注视的目的。

（3）矫正眼位。矫正眼位是消除斜弱视患者复视，预防单眼抑制、弱视的重要举措。眼位矫正，应根据其性质选择手术和非手术治疗，以便给双眼单视创造恢复的条件，使双眼视得到正常的发育。眼位矫正后还要继续视功能训练，并密切观察视力及眼位变化情况。

（4）消除抑制。斜弱视主要发生于视觉发育期间，极大抑制视觉功能的形成。所以，治疗基本的任务就是消除抑制。在解决屈光不正的基础上进行遮盖治疗，其原理就是遮盖健眼强迫使用患眼，消除单眼抑制、复视和混淆视，以促进视功能的恢复。

因此孩子治疗斜弱视后还应定期到医院复诊，配合医生的治疗方案。还需进行同视机训练，建立融合功能，恢复立体视觉，最终获得正常立体视觉，早日还孩子一个清晰的世界。

62 生活中如何早期发现弱视？

生活中可以从以下三个方面观察。

（1）异常行为观察法：如发现孩子对于醒目物品不能及时发现；看电视时凑得很近；走路时常跌倒；老拿不到目标物体；看物体时眼球来回转动或者震动。

（2）视力：3~5岁视力还未达到0.5；6岁还未达到0.7。

（3）单眼遮盖试验法：遮住一只眼，让孩子单眼注视物体，若孩子烦躁，撕遮盖物，那就表示未遮盖的一只眼可能视力很差。

出现以上情况，家长需要引起重视，必须尽早就医，早发现，早治疗，治愈率较高。

第四部分
眼睑及眼眶疾病

1 什么是眼睑？

眼睑分为上睑和下睑，俗称上眼皮和下眼皮，覆盖于眼球的表面（图4-1）。

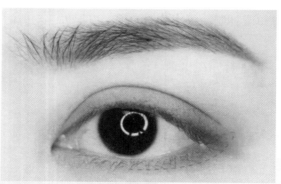

图4-1 眼睑

2 眼睑的功能是什么？

眼睑的功能是保护眼球。经常性的眨眼动作可去除眼睛表面的尘埃和微生物，还可以将泪液均匀地散布于眼睛表面，保持角膜的湿润。

③ 俗话说："左眼跳财、右眼跳灾"，是怎么回事？需要到医院就诊吗？

俗话说："左眼跳财、右眼跳灾"，这一说法没有科学依据，"眼皮跳"实际上是人体某种疾病的先兆。眼睑的睁开与闭合是由面神经和眼轮匝肌控制的。但由于睡眠不足、屈光不正（近视、远视、散光）、视疲劳时，眼轮匝肌过于疲劳或支配眼轮匝肌的面神经过于紧张兴奋，眼皮就会不听指挥，不由自主地跳起来。还有眼内异物、倒睫、结膜炎、角膜炎等也可以导致眼皮跳。如果是眼部疾病，请及早就医。

④ 什么是麦粒肿？

麦粒肿俗称"挑针眼"，是化脓性细菌侵入眼睑腺体而引起的一种急性炎症，又叫睑腺炎。根据不同的感染部位，分为内麦粒肿和外麦粒肿。如果是睫毛毛囊或其附属的皮脂腺或变态汗腺感染，称为外睑腺炎，即外麦粒肿（图4-2）。如果是睑板腺感染，称为内睑腺炎，即内麦粒肿（图4-3），俗称"挑针"。

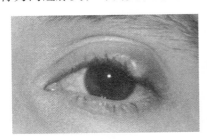
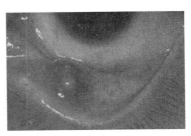

图 4-2　外麦粒肿　　　　图 4-3　内麦粒肿

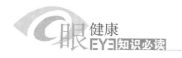

⑤ 麦粒肿主要有哪些症状？

眼睑有红、肿、热、痛的急性炎症表现，触及有硬结和触痛。

⑥ 麦粒肿如何治疗？

早期出现红肿、硬结、压痛时可行物理治疗，如热敷，即局部用 40 ~ 50 摄氏度的热毛巾敷于患处 15 分钟，以不感觉烫为宜，每日 3 次。也可采用氦氖激光进行照射，每日 2 次，每次 15 分钟，可加快眼部血液循环，促进炎症的吸收消散，局限肿胀范围，缓解不适。同时配合抗生素滴眼液点眼，每日 4 ~ 6 次以控制感染。一旦硬结成熟形成脓肿后，应立即切开排脓（图 4-4）。

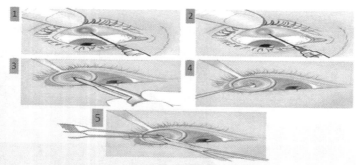

图 4-4 脓肿切开

⑦ 麦粒肿为什么不能用手挤压？

麦粒肿切忌用手挤压脓肿部，因为眼睑血管丰富，眼的静脉与眼眶内静脉相通，又与颅内的海绵窦相通，而眼静脉没有静脉瓣，血液可向各方向回流，挤压麦粒肿可能使炎症扩散，向颅内传播，引起严重合并症，如眼眶蜂窝织炎、海绵窦栓塞甚至败血症，危及生命。因此，患了麦粒肿，千万挤不得！

⑧ 如何预防麦粒肿？

（1）注意眼部卫生，保持眼部清洁，不要用脏手或脏物揉擦眼睛。（2）注意休息，看电视，用电脑，写作业时间不宜太长，增加睡眠，避免过度疲劳。（3）积极治疗眼部慢性炎症。（4）对反复发作的麦粒肿，应注意检查是否有屈光不正，若有屈光不正应及时矫正。

⑨ 麦粒肿饮食指导有哪些？

麦粒肿患者应考虑脾胃伏热，建议常饮菊花茶，多喝白开水。多食维生素 C 含量高的新鲜蔬菜水果，适当补充蛋白质、维生素 B2、维生素 E、锌及高纤维素的食物（图 4-5）。少喝酒、少吃甜食，饮食要清淡（图4-6）。

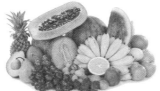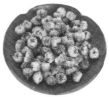

图 4-5 宜食食物

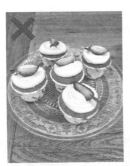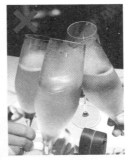

图 4-6 忌食食物

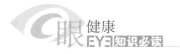
⑩ 什么是霰粒肿？

霰粒肿又称睑板腺囊肿，多见于青少年或中年人，是睑板腺出口阻塞、分泌物潴留，对周围组织产生慢性刺激而形成的无菌性慢性肉芽肿性炎症（图4-7）。可能与其睑板腺分泌功能旺盛有关。表现为眼睑皮下圆形肿块，大小不一。小囊肿经仔细触摸才能发现。大囊肿可使皮肤隆起压迫眼球，产生散光而使视力下降。一般无明显疼痛和压痛。部分患者开始时可表现有轻度炎症和触痛。如有继发感染，则形成急性化脓性炎症，表现同内睑腺炎。所以霰粒肿与内睑腺炎的区别在于有无急性炎症现象。

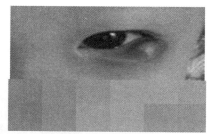

图4-7 霰粒肿

⑪ 霰粒肿主要有哪些症状？

霰粒肿的主要症状有眼睑表面皮肤隆起可触摸到坚硬肿块，大小不等，大的如樱桃，小的如绿豆，通常不痛，部分患者感觉眼睑沉重，较大的囊肿压迫眼球引起散光。

⑫ 如果患上霰粒肿，该怎么治疗呢？

霰粒肿（睑板腺囊肿）有自愈可能，早期热敷，方法同麦粒肿，小的囊肿可自行吸收，不能消退且影响视力和外观时，可到医院行手术刮除术。老年患者应注意与睑板腺癌鉴别，手术时应取一小块病变组织送病理科检查，以排除睑板腺癌。

⑬ 眼部患了麦粒肿、霰粒肿的饮食有什么要求？

眼部患了麦粒肿、霰粒肿或行手术治疗后，饮食应以清淡、易消化为宜。禁食刺激性及发性食物如葱、蒜、辣椒、羊肉、狗肉等。少食熏烤油炸食物。多食新鲜瓜果蔬菜，如苦瓜、冬瓜、西瓜、绿豆等，这些食物具有清热作用。多饮水，保持大便通畅，排出体内毒素。戒烟戒酒，可减少麦粒肿或霰粒肿反复发作，促进眼部疾病痊愈。

⑭ 什么是睑缘炎？

睑缘炎俗称"烂眼边"，是睑缘表面睫毛毛囊及其腺体组织的亚急性或慢性炎症（图4-8），是一种非常普遍的眼睑疾病，多为双眼发病，病情较为顽固，时轻时重，或易反复发作。睑缘炎分三种，鳞屑性睑缘炎，溃疡性睑缘炎，眦部睑缘炎。

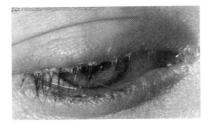

图4-8 睑缘炎

⑮ 如果患上"烂眼边"，该怎么治疗呢？

得了睑缘炎（烂眼边），要及时检查和治疗，否则不仅有眼部各种不适症状，而且可以造成眼睫毛脱落、慢性泪囊炎等并发症。（1）早期以局部点眼液、眼膏及其他辅助药为主。（2）长期不愈、屡发者可根据细菌培养、药敏试验选择相应有效药物（注意自身

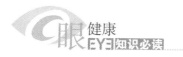

有无糖尿病存在）。（3）注意眼睑部清洁，选用无刺激的洗面奶。（4）养成良好的卫生习惯，不要用手揉眼睛。如伴有慢性结膜炎或沙眼时，应进行治疗。（5）加强运动，增强抵抗力。（6）养成良好的生活习惯，勤洗勤晒勤换毛巾、枕巾、被褥等。（7）注意饮食调理，勿过食辛辣香燥食品，避免烟尘风沙刺激。

16 眼睫毛的功能是什么？

眼睫毛不仅使我们的眼睛变得漂亮，而且可以遮挡灰尘，只要有东西碰到它，就会反射性眨眼睛，有时还会闭上眼睛，避免异物伤害，此外还可以减少强烈光线进入眼内。

17 什么是倒睫与乱睫，如何预防？

倒睫与乱睫是指睫毛向后或不规则生长，以致睫毛触及眼球。倒睫可发生任何年龄阶段。预防睫毛倒长（图4-9），主要是讲究眼部卫生，平常勤洗手，不用手揉眼睛，积极防治沙眼、睑缘炎，预防眼烧伤、眼外伤等，这些都是防止发生倒睫的有力措施。

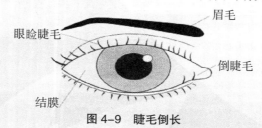

图4-9　睫毛倒长

18 倒睫主要有哪些症状？

倒睫毛可接触到结膜、角膜（图4-10），患者会出现疼痛流泪，持续性异物感。倒睫毛长期摩擦结膜、角膜，可导致结膜充血、新生血管，角膜浅层浑浊，严重者可引起角膜溃疡。因此，倒睫要及时治疗，避免影响正常生活。

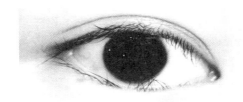

图 4-10　倒睫

⑲ 如果患上倒睫，该怎么治疗？

如仅有 1-2 根倒睫可用镊子拔除，重新生长可再拔；但拔除是暂时的，因为睫毛在 2-3 周内会再生。较彻底的方法可在显微镜下切开倒睫部位除去毛囊，或行电解法破坏倒睫的毛囊。如倒睫数量较多者应行手术矫正。

⑳ 什么是睑内翻？

睑内翻是指眼睑位置的改变，即睑缘向眼球方向内卷，部分或全部睫毛倒向眼球的一种异常状态（图 4-11）。当睑内翻达到一定程度时，睫毛倒向眼球，刺激角膜和球结膜，称为倒睫。因此睑内翻和倒睫常常同时存在。

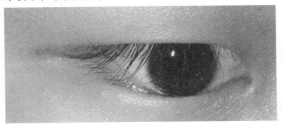

图 4-11　睑内翻

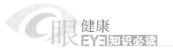
㉑ 导致睑内翻的原因有哪些？

导致睑内翻的原因如下。（1）大多数由内眦赘皮、睑缘部轮匝机过度发育或睑板发育不良所致。（2）眼睑或角结膜的炎症、损伤或手术刺激引起睑缘向内翻转。（3）炎症、外伤等因素产生瘢痕收缩，牵拉睑缘向内，睫毛接触眼球。（4）老年人皮肤萎缩失去正常张力，皮肤组织松弛所致。

㉒ 睑内翻主要有哪些症状？

睑内翻容易引起畏光、流泪、异物感、卡痛、眼红等症状；时间久了可使角膜变混浊，影响视力；小儿患者表现为时常出现眼红，有分泌物，喜欢揉眼，甚至不停眨眼。当出现以上症状时，应注意眼部卫生，避免揉眼，防止眼部感染。当刺激症状加重时，应及时到医院就诊。

㉓ 如果患上睑内翻，该怎么治疗呢？

如果患上了睑内翻，治疗方法如下。

（1）积极抗炎治疗，适合于沙眼、结膜炎和角膜炎等引起睑内翻。

（2）先天性睑内翻随着年龄增长，鼻梁发育，可自行消失，不必急于手术，若患儿5～6岁，睫毛内翻仍没有消失，刺激角膜，应行睑内翻矫正手术。

（3）肉毒杆菌毒素局部注射适合于老年性睑内翻。

（4）手术治疗适合于瘢痕性睑内翻或注射肉毒杆菌毒素无效的老年性睑内翻。

24 什么是睑外翻?

睑外翻指睑缘离开眼球,向外翻转,睑结膜不同程度暴露在外,常合并睑裂闭合不全(图4-12)。

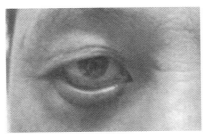

图4-12 睑外翻

25 不同类型的睑外翻的原因有哪些?

(1)瘢痕性睑外翻,最为常见,常见的原因有烧伤、化学伤、眼睑溃疡、睑部手术等。(2)老年性睑外翻,为眼轮匝肌及眼睑皮肤松弛,下睑本身重量使之下坠引起。(3)麻痹性睑外翻,是由于外伤或其他原因导致面神经麻痹,眼轮匝肌收缩功能丧失。(4)机械性睑外翻,是由眼睑、颊部巨大肿瘤或者是由于不合适的眼镜的重力影响造成的。(5)先天性睑外翻,较为少见。

26 睑外翻主要有哪些症状?

轻者引起溢泪,长期浸渍产生下睑湿疹。严重者眼睑向外翻转,眼睑闭合不全,角膜失去保护,角膜干燥,可发生暴露性角膜炎,甚至角膜溃疡。轻者,应指导患者保持眼部的卫生和干燥,局部涂上眼药膏,防治湿疹;重者应及时到医院就诊。

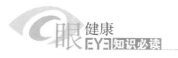
27 如果患上睑外翻，该怎么办呢？

如果患上了睑外翻，应该：（1）轻度外翻，入睡后角膜不暴露者一般不需要手术矫正，可以用人工泪液（睡眠时用眼膏）保护角膜；（2）因外翻伴有溢泪的老年人，应告诉患者不要向下擦眼泪，以免加重睑外翻；（3）瘢痕性睑外翻须手术治疗；（4）老年性睑外翻通常通过切除一小块睑板，并缝合拉紧皮肤以矫正；（5）麻痹性睑外翻应治疗病因，病因一时无法除去，而角膜又失去保护，暴露在外者，应行上下睑缝合术，避免暴露性角膜溃疡。

28 什么是眼睑闭合不全？

眼睑闭合不全，指闭眼时眼睑不能完全闭合，致使部分眼球暴露，俗称"兔眼"（图4-13）。

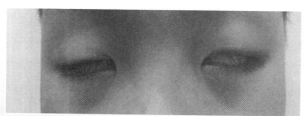

图 4-13　眼睑闭合不全

29 引起眼睑闭合不全的原因有哪些？

引起眼睑闭合不全的原因如下。

（1）最常见原因为面神经麻痹。

（2）其次为瘢痕性睑外翻。

（3）眼眶容积与眼球大小的比例失调，如甲状腺相关性眼病、角巩膜葡萄肿和眼眶肿瘤等引起的眼球突出。

（4）先天性上、下眼睑过短或缺损。

（5）全身麻醉或重度昏迷时可发生暂时性功能性眼睑闭合不全。少数正常人睡眠时，睑裂也有一缝隙，但角膜不会暴露，称为生理性兔眼。

30 眼睑闭合不全主要有哪些症状？

自然闭眼时眼睑不能闭合或闭合不全。结膜充血、干燥，严重者角膜暴露引起暴露性角膜炎，角膜溃疡。当出现结膜充血时，可以进行湿热敷，也可以佩戴湿房镜，还可以在睡眠时佩戴眼罩等，严重时需及时就医。

31 眼睑闭合不全该怎么办呢？

出现眼睑闭合不全应采取相应的治疗，具体如下。（1）首先针对病因治疗，轻者采取有效措施保护角膜，如使用人工泪液频繁点眼，睡眠时予以抗生素眼膏或含透明质酸纳的眼用凝胶涂眼。（2）重者需根据患者的发病原因，选择合适的手术方式，制定个性化的治疗方案。（3）建议眼睑闭合不全的患者在睡眠时佩戴眼罩，避免对他人造成惊吓。

32 什么是上睑下垂？

正常人在不皱眉的情况下双眼自然平视时，上眼皮遮盖角膜（即黑眼珠）1.5 ~ 2毫米，超过这个标准的即称为上睑下垂（图4-14）。上睑下垂除影响外观，通常给人一种未睡醒、精神欠佳的感觉。程度严重者因视线遮挡，不仅影响视力发育，而且形成昂头皱眉的特殊姿势。

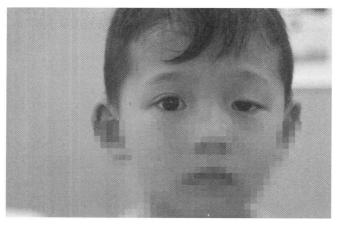

图 4-14　上睑下垂

33 引起的上睑下垂的原因有哪些?

上睑下垂的发病原因可以分为先天性和获得性两大类。

先天性上睑下垂主要由于动眼神经核发育不全或提上睑肌发育不良所致。

获得性常见的原因有眼神经麻痹、重症肌无力、提上睑肌损伤等。其中最常见的是先天性上睑下垂。

34 如果患有上睑下垂,该怎么治疗呢?

大部分上睑下垂均需手术矫正;先天性上睑下垂如果影响视力发育,应尽早手术;如果是轻度上睑下垂,不影响视力发育,可择期手术改善外观。

35 眼睑病手术后如何护理?

眼睑病手术护理如下。

（1）嘱患者避免头部用力，避免碰撞术眼，多休息。

（2）术后第一天换药，换药时用生理盐水棉签擦去眼部分泌物，清洁用消炎眼药水消毒缝线部位，注意术眼卫生，遵医嘱按时点眼，预防感染。

（3）观察术眼有无疼痛，伤口有无渗血、渗液，如感到眼部不适，立即报告医生。

（4）多吃蔬菜、水果，保持大便通畅，避免感冒咳嗽，促进伤口愈合。

（5）术后第 5 ~ 7 天拆线，定期复诊，不适随诊。

36 什么是眼眶病？

眼眶病是指发生在眼眶部位的疾病或者鼻、颌面等部位的肿瘤侵犯到眼眶，都属于眼眶病的范畴。眼眶病发病率虽不高，但病种繁多、病情复杂，诊断和治疗均有一定难度。

37 眼眶病都有哪些临床表现？

眼眶病最多见的表现就是眼球突出，还会有眼球内陷、眼球偏斜、眼球运动障碍、眼睑的水肿或充血急性炎症等表现，如果影响到了视神经，还会产生视力减退。

38 引起眼球突出的原因有哪些？

引起眼球突出的原因很多，最常见的原因就是肿瘤。另外引起眼球突出的原因还有与甲亢有关的眼球突出、炎性假瘤、眼眶外伤等。

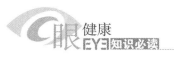
39 如何尽早发现眼眶病？

发现眼眶病有许多方法。首先是根据临床表现，比如眼球突出、眼球偏斜、视力下降等。其次还要根据一些检查，如检查视力、眼底、眼球突出度等。此外很重要是做超声、CT、MRI等影像学检查，以便尽早确诊。

40 眼眶疾病如何治疗？

眼眶疾病的治疗视病变性质而定，虽然是一种很难治疗的病，但是只要能够早期发现、早期治疗，包括肿瘤都是可以治愈的。

（1）眼眶肿瘤的治疗因其性质而不同，良性肿瘤只要肿瘤摘除干净，术后随诊观察即可，不再需要任何治疗。恶性肿瘤需做较广泛的清除，同时术后应进行化疗和放疗。

（2）炎症性疾病主要用抗生素或皮质类固醇治疗。

（3）眼眶外伤早期主要是控制出血，预防感染，去除异物或死骨片等；后期遇有畸形者，可作矫形手术。

（4）由全身疾病或邻近组织病变向眼眶蔓延而致的病变，除对眼部做对症处理外，重点应对原发疾病进行积极治疗。

41 眼眶肿瘤有哪些？

常见的眼眶肿瘤有：海绵状血管瘤、泪腺良性和恶性肿瘤、血管畸形、皮样囊肿、神经鞘瘤、毛细血管瘤、静脉血管瘤、淋巴管瘤、横纹肌肉瘤等。

42 眼眶炎性假瘤是怎么回事？

眼眶炎性假瘤是一种非特异性慢性增殖性炎症，因具有真性眶肿瘤的症状而得名。炎性假瘤并不少见，可发生于各年龄，以男性患者较多。临床表现为眼部阵痛、伴有流泪、眼睑和结膜水肿和眼球迅速向前突出，早期出现复视甚至显著的视力下降。炎性假瘤一旦明确诊断，可以通过保守治疗治愈，不必紧张。

43 何谓甲状腺相关眼病？

甲状腺相关眼病，又称为 Graves 眼病（图 4-15）。这是一种以眼睑水肿，眼球突出，眼睑退缩，睑裂增大为主要临床表现的一种自身免疫性疾病，其发病率居成人眼眶病之首。

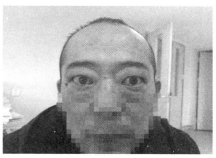

图 4-15　Graves 眼病

44 甲状腺相关眼病的临床表现有哪些？

甲状腺相关眼病的主要临床表现如下。

（1）单眼或双眼眼球突出，睑裂增大，呈"炯炯有神"状。

（2）眼睑退缩，以上眼睑为重，当向下方看时；上睑不随眼球向下移动。

（3）出现眼球运动障碍，甚至复视。

（4）眼睑水肿，结膜充血水肿，眶周软组织肿胀。

（5）泪液分泌减少，眼睛干涩。

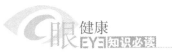

（6）眼睑不能闭合。

该类病不但严重影响患者的外观，而且损伤眼部的正常功能。因此，当发生以上症状时，需到医院及时就医。

45 甲状腺相关眼病有什么危害？

甲状腺相关眼病轻者出现眼睑肿胀、眼睑退缩、睑裂增大、上睑迟落、眼睑闭合不全、眼球突出，严重影响患者容貌，重者出现暴露性角膜炎、压迫性视神经病变、继发性青光眼，严重影响患者视功能，甚至引起失明。此类患者应及早就医，以免给生活和工作造成诸多不适。

46 甲状腺相关眼病患者应注意哪些问题？

为控制和避免病情加重，患者应注意以下几点。（1）严格戒烟，大量研究显示，吸烟可显著加重眼病病情。（2）禁食辛辣刺激食物，少饮酒。这些食物对于病情的加重具有推波助澜的作用。（3）睡眠时枕头垫高些。这样可缓解因静脉回流受阻造成的眶压增高，减轻眼部症状。（4）眼睛不要过于疲劳，尤其是不要长时间注视电脑屏幕。一些患者因连夜加班工作，几天之内病情就能突然加重。（5）外出遇强日光照射时应佩戴墨镜，以减轻刺激症状。（6）如果角膜暴露，应在睡前涂眼膏，这样可防止出现暴露性角膜炎。

47 如何治疗甲状腺相关眼病？

治疗甲状腺相关眼病的方法，分保守治疗和手术治疗两类。保守治疗包括：激素治疗、小剂量化疗、局部放疗等。应该指出，使用激素应在医生的指导下进行，并严格控制用量和疗程。出现暴露性角膜炎、视神经萎缩等严重并发症的患者，或处于静止期、外观明显受损的患者，可考虑采取手术治疗，手术治疗包括：眼睑回缩矫正、复视矫正和眼眶减压术。目前的治疗方法虽然较多，但都是以对症治疗、减少并发症综合治疗为主。综合治疗甲状腺相关眼病是非常重要的。

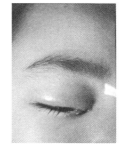

图4-16　眶蜂窝织炎

48 什么是眶蜂窝织炎？

眶蜂窝织炎是眶内软组织的急性炎症，发病急剧，严重者波及海绵窦而危及生命（图4-16）。

49 眶蜂窝织炎的病因有哪些？

多见于眶周围结构感染灶的眶内蔓延，最常见来源于鼻窦、鼻腔、口腔及牙齿、牙龈；其次来源于面部的感染。病原体多为葡萄球菌、链球菌，儿童以流感嗜血杆菌为主。全身的感染灶经血行播散、败血症或全身免疫低下者也可致眶蜂窝织炎。

50 眶蜂窝织炎的临床表现有哪些？

表现为眼球突出、眼球运动障碍甚至固定。眼睑红肿，球结膜充血、高度水肿，严重者球结膜突出于睑裂之外，眼睑闭合不全，暴露性角膜炎或角膜溃疡。因眶压过高和毒素刺激，视神经受累，瞳孔对光反应减弱，视力下降，甚至丧失。伴有发热、恶心、呕吐、眼痛和头痛等全身中毒症状。因起病急，病情发展快，应引起高度重视，尽快就医，积极配合治疗，以免危及生命。

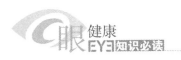

51 眶蜂窝织炎的治疗有哪些？

一经诊断立即全身应用足量的抗生素治疗，控制感染。做结膜囊细菌培养及药物敏感试验，应用最有效的抗生素。积极寻找感染源，早期治疗原发灶。

52 什么是眼眶骨折？

是指眼眶在外力作用下造成的眶壁薄弱处破裂骨折，眶内软组织脱出嵌顿引起的一组临床综合征，表现为：红、肿、眼周皮肤淤血，严重者伴有明显眼球内陷和复视（图 4-17）。严重时可有眼球移位和脱入鼻窦。

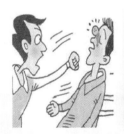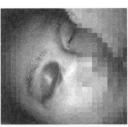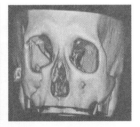

图 4-17　眼眶骨折

53 发生眼眶骨折就一定要做手术吗？

眼眶骨折和身体其它位置骨折有所不同，并非所有眼眶骨折均需要手术修复。眼眶骨折手术适应证主要是明显眼球内陷和复视。

54 眼眶骨折手术治疗的最佳时机？

儿童眼眶骨折尤其是眶底骨折，原则是越早越好，一般掌握在外伤后 5 ~ 7 日内。对于成人眼眶骨折，如眼球内陷明显，且有复视，手术时机一般不超过外伤后 2 ~ 3 月。

55 哪些疾病需要行眼球摘除？

（1）绝对期青光眼、眼压无法控制、疼痛无法减轻者。

（2）眼球内恶性肿瘤。

（3）视力完全丧失有碍美容，要求外观改善者，如眼球萎缩、角巩膜葡萄肿等。

（4）严重的眼球破裂伤、视力完全丧失、无恢复希望。

56 眼球摘除后怎么办？

眼球因各种不同原因行手术摘除后，会出现眼窝凹陷，严重影响外观，可以行义眼台植入术。

57 什么是义眼台？

义眼台呈球形，大小类似眼球，为多孔性结构，它与人类骨骼多孔结构相似，光滑，质地轻，尤其是它植入后与人体组织相容性非常好。目前最常用由羟基磷灰石或者高密度聚乙烯（Medpor）构成，大小可根据眼眶大小选择（图4-18）。当植入义眼台两三个月后，一些新生的血管和增生的组织会长入它的孔中，渐渐成为身体的一部分，并被人体所接受，很少会出现排斥反应。

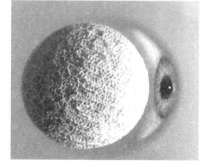

图 4-18 义眼台

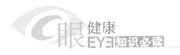

58 为什么要植入义眼台？

植入义眼台可使凹陷的眼窝变得饱满，手术伤口愈合后再配戴义眼片，可显著改善外观，达到双眼基本对称的效果（图4-19）。但严重的眼球内化脓性炎症者，不能一期植入义眼台。

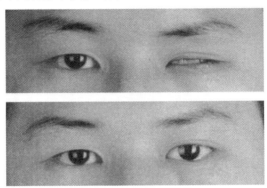

图4-19　植入义眼台

59 眼球摘除＋义眼台植入术后如何护理？

眼球摘除＋义眼台植入术后护理如下。（1）术后三天内患者往往有眼部肿胀，同侧头疼、恶心、呕吐的感觉，属常见的术后反应，可适当使用镇痛止吐药物缓解症状。（2）术后术眼绷带加压包扎2～4天，保持敷料干燥、清洁，拆除绷带包扎后，点抗生素滴眼液，晚上涂眼膏，以防止伤口感染。（3）术后一周内是再次出血的危险期，应避免咳嗽、打喷嚏、弯腰低头等动作，以免引起眼眶压力升高，造成术后二次出血。

60 义眼台植入术后如何自我护理？

义眼台植入术后自我护理尤为重要，具体如下。（1）为避免感染，术后一月内，眼内切勿进水，按医生的要求按时点眼药水。（2）术后一月左右，根据伤口的愈合情况，可佩戴义眼片。（3）不宜吃过于刺激和油腻的食物，忌烟酒。（4）义眼台暴露是术后极少见但最为严重的并发症，通常在严重感染、外伤的情况下发生，为避免义眼台暴露的发生，需要做到：勿揉眼、注意卫生，避免眼部受外伤，及早发现，处理相对容易而且损伤小，所以术后一定注意定期复诊，不适随诊。

61 义眼片的材料有哪些？

目前义眼片材料层出不穷，有玻璃、高分子、水晶、陶瓷等（图4-20）。

图 4-20　义眼片材料

62 如何选择合适的义眼片？

建议选择质地轻薄的义眼片，过重的义眼片在长时间配戴下会造成下眼睑松弛、眼睑外翻、眼片自动滑落等。

63 怎样正确地佩戴义眼片？

佩戴义眼片的正确方法如下。（1）洗净双手。（2）清洁义眼片：建议用生理盐水或凉白开水清洗干净，暂无条件时可用清水冲洗。（3）佩戴义眼片：先认清义眼片上下左右边缘，一手拿义眼片，另一只手用拇指和食指分开上下眼睑，将义眼片的上半部送入上

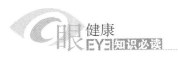

眼睑内，然后把下眼睑向下轻拉，使义眼片的下边滑入下眼睑内。

（4）义眼片放入眼窝后，轻轻按摩上下眼睑，使其吻合，位置合适（图4-21）。

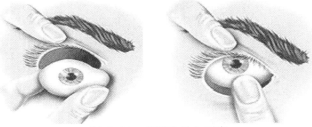

图4-21　义眼片放入眼窝

64 义眼片佩戴后需要注意哪些情况？

（1）佩戴义眼片后，需注意眼部的卫生，防止感染。（2）义眼片佩戴后需要注意定期复查，看眼窝有无深浅变化，上下睑有无松弛，发现问题及时更换义眼片，或做眼窝整形手术。（3）义眼片不能接触乙醇等化学溶剂，如有擦伤、划痕应及时修复。（4）养成良好的个人习惯，每天按要求清洁义眼片，当出现眼部分泌物增多时，需立即到医院就诊。

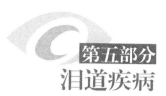

1 什么是泪道?

泪道是由眼睑内眦泪小点、上下泪小管、泪总管、鼻泪管、泪囊组成(图 5-1)。

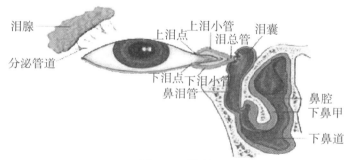

图 5-1 泪道

2 泪液有什么作用?

泪液的作用有两点:(1)滋润眼表,形成泪膜,保护眼表。(2)当眼部受到外来有害物质刺激时,例如异物进入眼内,会反射性分泌大量泪液,以冲洗或稀释有害物质。

3 什么是泪道疾病?

泪道疾病主要是指泪液分泌过多,排出系统发生了不同部位

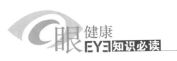

的阻塞，泪液不能正常排出，表现为溢泪（流眼泪），当泪道感染时，会有流脓的表现。

4 迎风流泪是病吗？

迎风流泪是一种眼病。由于泪道任何部分发生功能障碍，导致眼泪水外溢，医学上称为泪溢。中老年人多见，特别是在刮风或寒冷气候时症状加重。

5 长期流泪有什么危害？

流泪即泪溢，长期流泪可造成眼部不适感，并影响外观和公众形象。此外长期流泪的刺激，可引起慢性刺激性结膜炎，下睑和面颊部湿疹性皮炎。患者不断擦拭眼泪，日久可致下睑外翻或下睑外翻加重，流泪更多，形成恶性循环。因此，当出现长期流泪的症状时，应及时就医。

6 婴幼儿泪道疾病出现哪些情况就要到医院就诊？

当婴幼儿出现无明显诱因流泪、眼部分泌物增多时，应到医院就诊。

7 泪道疾病有哪些？

泪道疾病有：急性泪囊炎、慢性泪囊炎、泪道狭窄和阻塞，其中最常见的为慢性泪囊炎、泪道狭窄和阻塞，慢性泪囊炎好发于中年妇女和新生儿。

泪道疾病有哪些危害？

泪道疾病危害如下。（1）患者常常有溢泪、流泪，流脓等症状。不仅影响视力，也影响仪容仪表，给生活带来不便。（2）当合并有慢性泪囊炎的时候，患者伴有眼角流脓等症状，对眼睛造成了感染的潜在危险。（3）当有泪道疾病时，不能做内眼手术，以免导致眼部严重感染。

9 引起泪道疾病有哪些原因？

引起泪道疾病的原因很多，例如狭窄阻塞，常见原因有息肉、囊肿、外伤性泪道断裂；泪道感染，常见的有顺行感染和逆行感染，顺行感染有结膜炎、沙眼等，逆行感染由鼻炎、感冒引起。

10 泪道疾病的临床表现是什么？

泪道疾病主要的临床表现是：流泪、流脓，急性炎症时内眼角外局部红、肿、热、痛等症状。

11 泪道狭窄或阻塞怎么治疗？

泪道狭窄或阻塞时，可行泪道冲洗、探通、手术等治疗。婴幼儿泪道阻塞或狭窄，多数经保守治疗，可以痊愈，若保守治疗无效者，可行泪道探通术。

12 慢性泪囊炎怎么治疗？

慢性泪囊炎治疗方法如下。（1）保守治疗：冲洗泪道及滴用

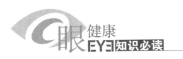
抗生素眼药水。（2）手术治疗：鼻腔泪囊吻合术等。

⑬ 急性泪囊炎怎么治疗？

急性泪囊炎大多是慢性泪囊炎的急性发作。治疗原则：全身和局部运用抗生素，待症状消退后按慢性泪囊炎处理。

⑭ 宝宝眼睛为什么会泪汪汪的？

宝宝出生以后，常常眼睛泪汪汪的，这是眼病的表现。常见的原因有三种：（1）新生儿泪囊炎或泪道阻塞；（2）先天性青光眼；（3）倒睫。其中最常见的原因为新生儿泪囊炎，大多数宝宝出生后泪道发育是完善的，如果出生以后，鼻泪管下端仍有一膜状物阻塞，则造成泪液不能正常排出，宝宝即表现眼泪汪汪（图5-2）。

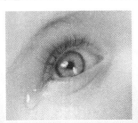
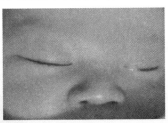

图5-2　宝宝眼泪汪汪

⑮ 什么是新生儿泪囊炎？

婴儿发生泪溢后，因泪液不能流入下鼻道而潴留在泪囊中，细菌在此繁殖，感染后流出的眼泪是脓性，所以新生儿流出的眼泪是黄水，即新生儿泪囊炎（图5-3）。

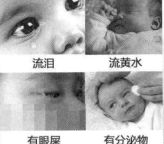

流泪　　流黄水

有眼屎　　有分泌物

图5-3　新生儿泪囊炎表现

16 新生儿泪囊炎的症状有哪些？

新生儿泪囊炎主要症状有流泪、有黏性或脓性分泌物。

17 新生儿泪囊炎的治疗方法有哪些？

（1）保守治疗：早期可行泪囊区加压按摩，按摩前，洗净双手，剪指甲。按摩方法：第一步，按压泪囊区，即用食指指腹按压内眼角与鼻根部之间，向眼球方向挤压将泪囊及泪道内分泌物排出。第二步：再向下加压，通过泪道空气压力推开鼻泪道管残膜（图5-4）。按摩用力均匀适宜，每日3～4次，按摩后清洁眼部，点抗生素眼液，坚持数周。按摩最佳时间是出生后4个月内。

（2）手术治疗：若按摩治疗无效，出生后4-6个月可考虑进行手术治疗。

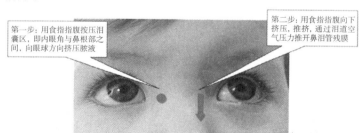

第一步：用食指指腹按压泪囊区，即内眼角与鼻根部之间，向眼球方向挤压脓液

第二步：用食指指腹向下挤压，推挤，通过泪道空气压力推开鼻泪管残膜

图5-4 新生儿泪囊炎的治疗方法

18 为什么要进行泪道冲洗？

进行泪道冲洗的目的：（1）检查泪道是否通畅，或外伤性泪道损伤时检查泪小点是否断裂，为诊断提供依据；（2）眼部手术前准备；（3）泪道手术前后常规冲洗检查；（4）注入药液治疗泪道疾病（图5-5）。

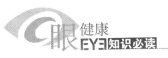

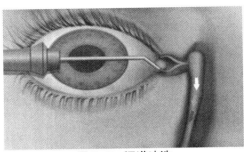

图 5-5　泪道冲洗

19 泪道疾病手术前需要哪些准备？

（1）术前检查：血化验检查、尿化验检查，常规心电图全麻患者拍胸片，具体情况根据医生医嘱实施。

（2）术前用药：遵医嘱滴抗生素滴眼液，使用鼻喷雾剂。术前半小时遵医嘱注射镇静止血药物。

（3）个人卫生及准备：术前一天嘱患者做好个人卫生，洗头洗澡，防止感冒、咳嗽，女性患者避开月经期，备拖鞋及宽松舒适衣服，嘱患者术前排空小便，取下义齿、发卡、眼镜、首饰等贵重物品交给家属保管。

（4）心理护理：加强沟通，告知患者手术的必要性及相关知识，缓解其紧张情绪，建议小儿和老年人有家属陪护。

（5）饮食要求：全麻患者术前需禁食 6～8 小时。

20 泪道引流管的注意事项有哪些？

泪道手术植入泪道引流管后应注意以下方面。

（1）术后患者可能有异物不适感，属正常的术后反应，大多数在 3～5 天后症状缓解。

（2）术后 3～4 天内有少量淡红色液体由鼻孔流出，也会累及到眼角，这都属于正常的术后现象，建议采取半卧位休息，渗血期间避免洗头洗澡。

（3）避免揉眼、揉鼻、剧烈咳嗽、剧烈运动、打喷嚏等，以防引流管脱出，如果有脱出的迹象，应及时到医院复诊，切记勿用力往外拉。

（4）置管期间，可能有溢泪现象，取管后症状才能缓解。

（5）出院后根据医生交代时间复查、取管。

（6）忌辛辣刺激、过烫过硬食物，不要剧烈运动。

21 慢性泪囊炎术后怎么护理？

（1）术后前三天患者鼻腔、眼角会有血水渗出，可能有眼睑红肿青紫，术侧颜面部水肿，属正常的术后反应，以半卧位或适当抬高头部为主，有少量渗血不可吞下，应及时吐出，以便观察，渗血量较大时，应立即报告医生，给予对症处理。

（2）鼻腔内填塞的膨胀海绵或纱条切忌自行拔除，医生会根据患者自身情况决定拔除时间，若打喷嚏、运动后鼻腔内纱条脱出，请及时告诉医生，不要用力往外拉，避免揉眼，以防引流管脱出。

（3）术后勿做剧烈运动，以防鼻腔出血或纱条脱落。若有鼻腔出血、眼胀、头痛等不适，请及时告诉管床医护人员。

（4）不要吃辛辣刺激食物，过烫过硬饮食，勿用热水泡脚、勿喝太烫的水或汤等。

（5）术后遵医嘱静脉滴注抗生素及点眼抗炎，避免术后伤口感染。

（6）术后三个月内避免感冒及感染，若出现感冒及感染等疾病，请尽早治疗。

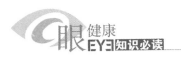
22 鼻喷剂如何使用？

鼻喷剂可以促进伤口愈合，消炎消肿、清洁鼻腔、预防感染，因此，泪道手术前后常规使用喷剂。

鼻喷剂使用的具体方法如下。（1）用药前需清洁鼻腔，用局部清洗剂（生理盐水）清洁鼻腔，准备干净纸巾备用。（2）轻轻晃动鼻喷剂，使药液充分混均匀，打开瓶盖。（3）保持端坐位，若喷右侧鼻腔，则用右手将喷剂的前端喷头放进右侧鼻孔靠外侧边，保持药瓶直立状态，勿倾斜，以此类推（图5-6）。（4）按压药瓶，喷出一喷药液。（5）用药后将鼻腔自然流出的药水用纸巾擦干。随后将喷头用纸巾擦干，盖上瓶盖。

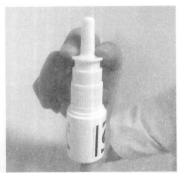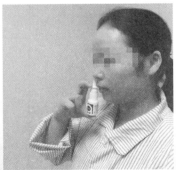

图 5-6　鼻喷剂的使用方法

23 使用鼻喷剂的注意事项有哪些？

（1）喷药时，我们要做到两个竖直，即一要头位要直，二要喷鼻剂瓶体直立。不能躺着喷，也不要仰头喷，这样会导致药液喷不出来。即使喷出来药液，也会流入口腔，给自己带来不适。（2）两种喷剂使用时要间隔 5 ~ 10 分钟，先喷一种药剂，等 5 ~ 10 分钟后再喷另外一种药剂。

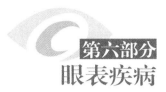

第六部分
眼表疾病

1 什么是干眼症？

干眼症，是指各种原因引起的泪液质或量异常，或流体动力学异常，导致泪膜不稳定和（或）眼表损害，从而导致眼不适及视力障碍的一类疾病。

2 干眼症对生活有哪些影响？

干眼症已成为影响人们生活质量的一类常见重要眼表疾病，可以导致角膜上皮的损伤造成眼睛刺痛，伴有口干，严重的干眼症患者还伴有全身免疫性疾病。当觉得眼睛发干、发痒、有涩涩的异物感，觉得很疲劳，看东西不能够持久，或者看一会就觉得很累，有时对光、烟雾特别敏感，甚至出现流眼泪，都有可能是干眼症的早期表现。当你出现干眼症的早期症状，需要引起重视。

严重的干眼症患者会有很明显的畏光、流泪等刺激症状，甚至出现睁眼困难，还可能引起视力的下降。如果持续发展下去的话，会造成视力损伤，甚至失明，严重者可造成心理障碍。所以，一旦诊断为干眼症，应积极采取相关治疗措施，缓解眼干症状，控制病情发展。

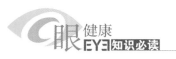

3 眼干和干眼是一回事吗？

眼干和干眼不是一回事。眼干表现为眼睛干涩，是一种临床表现。而干眼是一种疾病的诊断。

4 干眼形成的原因有哪些？

通俗来讲，我们眼球表面，有一层由泪水形成的"薄膜"呵护着，就像"补水面膜"，锁住水分，保持滋润，阻挡侵袭。"补水"的水液层由泪腺分泌，而承担"锁水"功能的脂质层则由睑板腺分泌。

研究证明，80%以上的干眼患者是由于睑板腺功能障碍，脂质分泌不足，"锁水"功能下降导致的。

5 除了干眼症，还有哪些因素可以引起眼睛干涩？

除了干眼症，例如说慢性结膜炎、沙眼、睡眠不好、用眼过度，以及长时间吹空调、玩电脑游戏、长时间使用手机等电子产品都可造成眼睛干涩，因此，在现在电子信息高速发展时期，建议合理用眼。

6 引起干眼症的因素有哪些？

引起干眼症的因素有老龄、女性、空气污染、长时间使用电子产品，还有某些全身性疾病、眼药水滥用、佩戴角膜接触镜，以及翼状胬肉、眼睑闭合不全等眼部疾病及某些眼部手术后等都是容易诱发干眼症的因素。

7 眼睛干涩应如何缓解呢？

眼睛干涩是干眼症的常见症状之一，这主要是由于长时间的用眼，减少了眨眼的次数（也就是闭眼－睁眼的频率）而导致的。缓解眼睛干涩，可以采取以下措施。

（1）有意识地眨眼。眼睛干燥酸涩，很多是因为长期看手机和电脑屏幕导致的。有意识地眨眼，不仅有助于促进泪液分泌，缓解干燥酸涩的症状，而且可以清洁眼睛、缓解眼睛疲劳。同时，提醒大家：使用电脑等终端屏幕时间不要太长，每隔40分钟左右休息远眺10分钟，有助于护眼。

（2）空气加湿。秋季气候干燥、多风，会加速泪液的蒸发，时间久了容易引起眼干、异物感等症状。在干燥的环境下，可以取杯热水，通过散发的热气对眼进行熏蒸，或使用加湿器，增加身体周围的空气湿度，对皮肤和眼睛都大有好处。

（3）适当补充含有维生素A的食物。维生素A可以保护视力，动物肝脏、新鲜蔬菜和水果，如胡萝卜、西红柿等是主要的来源。需要注意的是，维生素A过量容易中毒，如果选择服用营养补充剂，要控制剂量，或者直接选用有替代作用且安全的 β－胡萝卜素。

（4）热毛巾或使用热敷眼罩敷眼10～15分钟。因为热敷不仅会促进眼部血液循环，而且对睑板腺功能的恢复也是有帮助的，从而减轻因睑板腺功能障碍导致干眼。可每天早晚各一次。

（5）滴眼药水。很多人都会选择用眼药水来缓解干眼症，但是大家要看两点，一是眼药水的成分，二是滴眼药水的频率。因为一些成分的眼药水并不适合健康的眼睛，有眼病的话更要对症治疗。另外，合适的滴眼药水频率，需要按照医生的吩咐滴眼药水，如果滴太勤也有可能伤眼睛。一般可以在医师的指导下选择合适

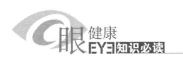
的人工泪液来缓解眼部的干燥，以不含防腐剂的人工泪液为优。

8 哪些人群易患干眼症？

现在患有干眼症的人数是越来越多了，尤其是办公室白领们，平时应该多加注意自己保护眼睛和用眼卫生，那么哪些人群易患干眼症呢？

（1）长期佩戴隐形眼镜的人。隐形眼镜的确能很大程度地改善人的外貌，但它带来的痛苦也不算少，干眼症就是其中之一。戴隐形眼镜的人总会感觉眼睛干干的，那是因为长时间配戴隐形眼睛会使泪液分泌减少。

（2）长时间用眼过度的人。人们总是喜欢用"眼睛一眨都不眨"来形容某人的专心致志，孰不知眨眼次数越少，越容易产生干眼症。因为眨眼有助于泪水的分泌和分布，眨眼次数少了，直接导致泪水的量减少，而暴露在空气中的泪膜会快速蒸发，失去对眼球的保护力。所以像操作电脑、驾车、读书等长时间用眼，都有可能引发干眼症。

（3）久处空调房的人。空调有抽湿作用，现在几乎所有的办公室中都装了空调，冬暖夏凉的工作环境的确让人舒服，但空调除了调节温度之外，还会抽湿，减少了空气里水分的含量。在这种干燥的环境中，泪膜蒸发率增加，容易使眼睛发干、发涩。所以，气候干燥的冬季，成了干眼症的高发季节。

9 泪液分泌试验的临床意义是什么？

泪液分泌试验是指检查泪液分泌功能的一种方法，医学上称Schirmer试验（图6-1）。无表面麻醉的Schirmer试验能较为准确判断水液缺乏型干眼。Schirmer 试验观察时间为 5 分钟（min）。正常值为 10 ~ 15mm/5min，＜ 10mm/5min 为低分泌，反复多次＜ 5mm/5min 提示为干眼，为医生诊断提供依据。

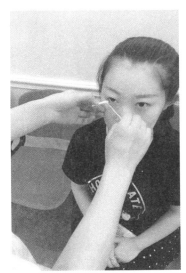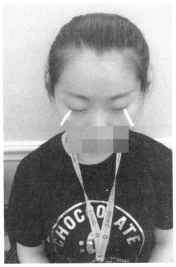

图 6-1　泪液分泌试验

⑩ 干眼症分为哪些类型？

干眼依据严重程度分类标准分为以下五类：（1）水液缺乏型；（2）蒸发过强型干眼；（3）黏蛋白缺乏型干眼；（4）泪液动力学异常型干眼；（5）混合型干眼。混合型干眼是临床上主要的类型。

⑪ 干眼的治疗方法有哪些？

干眼的治疗包括两方面，即消除病因和缓解症状。明确和消除引起干眼的因素很重要，如全身性疾病、生活和工作环境、长期使用某些药物和化妆品等。但对于大多数患者，缓解症状仍是

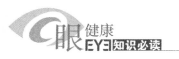

治疗的主要目标。根据干眼的类型不同治疗方法也不尽相同。

（一）蒸发过强型干眼的治疗方法。

（1）物理疗法：眼部 SPA、OPT 等方法，使睑板腺管疏通，分泌物排出，恢复睑板腺功能。

（2）局部使用滴眼液，包括抗生素滴眼液、人工泪液等。

（二）水液缺乏性干眼的治疗方法。

（1）滴用人工泪液，使用人工泪液补充缺少的泪液保持眼表湿润、缓解干眼症状是目前的主要治疗措施之一。人工泪液的选择，由医生根据您干眼的类型、程度进行个体化选择。

（2）湿房镜：通过形成密闭环境，减少眼睛表面泪水的蒸发，达到保存泪液的目的，可延迟泪液在眼表的停留时间而缓解干眼症状。

（3）滴用皮质类固醇激素和免疫抑制剂眼液，现已明确，炎症是干眼发病机制中的重要环节，对重度干眼可局部使用皮质类固醇激素和免疫抑制剂滴眼，但应注意前者可能引起眼压高和晶状体囊下混浊。

（4）手术治疗。

（5）自体血清治疗。

（三）黏蛋白缺乏型干眼、泪液动力学异常型干眼、混合型干眼的治疗方法：人工泪液；激素或免疫抑制剂；湿房镜或泪道栓塞手术治疗等。

12 OPT 治疗干眼症的作用原理是什么？

OPT 是目前治疗干眼症最先进的方法，OPT（Optimal Pulsed Technology）是一种脉冲式、高强度的宽谱光（图 6-2）。OPT 治疗能封闭眼睑周围异常毛细血管，活化睑板腺腺体功能，减轻睑板腺炎症，同时有杀菌和除螨的作用，得到了广泛的应用（图 6-3）。

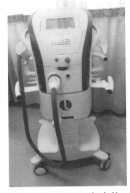

图 6-2　OPT 治疗仪

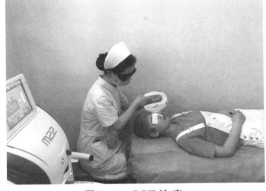

图 6-3　OPT 治疗

⓭ 眼部 SPA 治疗干眼症的作用是什么？

眼部 SPA 是治疗干眼症的一种最先进的基础治疗，它是通过眼部雾化、热敷、睑板腺按摩、冷敷四个步骤疏通堵塞的睑板腺，缓解患者的眼干症状。临床研究证明，眼部 SPA 联合 OPT 治疗，对于睑板腺功能障碍型干眼效果显著。具体治疗步骤如下。

第一步，眼部雾化（图 6-4）：是通过雾化机的晶片高频率震动，将药物变成水分子，广泛、持续地作用于角结膜。明显加速眼部的血液循环，有效缓解眼疲劳，干涩，异物感，疼痛等症状，同时起到了眼部保湿作用。

第二步，眼部热敷（图 6-5）：睑板腺堵塞时，热敷眼睑15 ~ 20 分钟，可以软化睑板腺管内的分泌物，有利于睑板腺管内的分泌物排出。

第三步，睑板腺疏通（图 6-6）：通过按摩睑板腺，而达到疏通睑板腺导管，使睑板腺导管通畅，功能得到恢复，从而减轻眼红、视物模糊、干涩感等症状，提高用眼舒适度。

第四步，冷敷（图 6-7）：冷敷可减轻刺激症状，促进血管收缩，减少血管充血，缓解疼痛，增加舒适度。

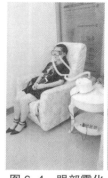 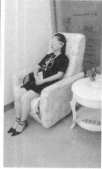 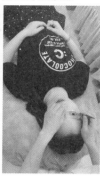 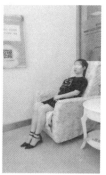

图 6-4　眼部雾化　图 6-5　热敷　图 6-6　睑板腺按摩　图 6-7　冷敷

14 通常说的睑板腺是什么？

答：睑板腺又称麦氏腺，是全身最大的皮脂腺，开口于眼睑边缘（图 6-8）。主要功能为分泌类脂质，参与泪膜的构成并对眼睛起润滑作用。

15 如何有效预防干眼？

干眼症已成为影响人们生活质量的一类常见重要眼表疾病，预防干眼的发生尤为重要，方法如下。

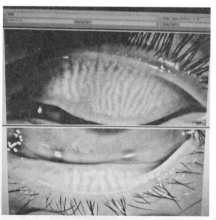

图 6-8　睑板腺

（1）养成健康的生活习惯，不要长时间看手机和电脑。在使用计算机时保持正确的操作姿势，眼距屏幕约 40 ~ 70cm，视线稍向下形成一定角度，注意用眼时间，用电脑、看书、阅读和看电视时，应每 40 ~ 50 分钟休息 10 ~ 5 分钟，并向远处眺望，按摩眼部，放松眼部肌肉。

（2）不要长时间待在空调房内，或避开出风口，增加室内湿度，如使用加湿器等。

（3）进行眼部热敷和眼周的按摩，促进血液循环，缓解眼睛疲劳。

16 预防干眼症，应吃哪些食物？

干眼的发生常常与人们饮食中维生素 A 的缺乏有关，为了预防干眼症的发生，应多食新鲜的蔬菜、动物性与植物性脂肪，以及富含蛋白质的食物（图 6-9）。

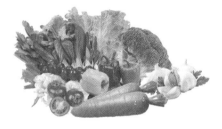

图 6-9　宜食食物

不宜吃茴香、辣椒、姜、蒜等热性香料（如图 6-10）与刺激性食物，包括咖啡、浓茶。中医认为，这类辛辣食物容易耗伤肝血，而"泪为肝之液"，眼泪是由肝之阴血所化生的，因此这类食物消耗肝之阴血，所以不适合干眼的患者食用。

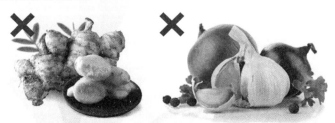

图 6-10　不宜食食物

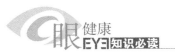

17 正确的滴眼药水方法是什么?

正确的滴眼液方法一:

洗净双手,抬头稍向后仰,一手将下眼皮轻轻扒开,暴露下结膜囊,眼睛向上看,一手持眼药瓶,距离眼部上方一定距离,将 1 ~ 2 滴药液滴入下睑结膜囊穹窿部,轻轻闭眼休息,用棉签或纸巾擦拭流出的药液、泪液(图 6-11)。

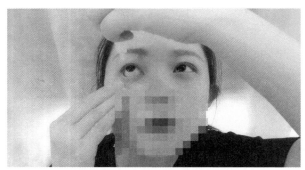

图 6-11　正确的滴眼液方法一

正确的滴眼液方法二:

洗净双手,抬头稍向后仰,一手持眼药瓶,和眼部平行横放于鼻梁部(鼻梁起到一定的支撑作用),眼药瓶开口距离眼睛有一定距离,另一手将下眼皮轻轻扒开,暴露下结膜囊,眼睛向上看,将 1 ~ 2 滴药液滴入下睑结膜囊穹隆部,轻轻闭眼休息片刻,用棉签或纸巾擦拭流出的药液、泪液(图 6-12)。

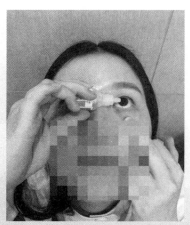

图 6-12　正确的滴眼液方法二

18 滴眼药的注意事项有哪些？

（1）角膜感觉敏感，药液不可直接滴在角膜上。

（2）滴药后不要用力闭眼，以免药液外溢。

（3）双眼滴药时，先滴健眼，再滴患眼。滴药时动作轻柔，勿压迫眼球。

（4）滴药时，瓶口不可离眼睛太近，一般距眼睑 3 ~ 5 厘米，勿使瓶口碰到眼睑及睫毛，以免药液污染。

（5）混悬液用前应摇匀。

（6）正常人结膜囊容量为 0.2 毫升，滴眼液时每次一滴，不宜太多，以免药液外溢，造成浪费。

（7）同时使用两种以上的滴眼液时，每种药物之间应间隔 5 到 10 分钟，避免两种眼药水同时滴用，影响用药效果。应先滴眼药水，再点凝胶，最后涂眼膏（眼膏宜在晚间临睡前使用，避免涂眼膏后影响视物效果）。

（8）滴用散瞳药、缩瞳药后要用棉签压迫泪囊区 2 ~ 3 分钟，防止药液流入鼻腔被吸收后产生毒性反应。儿童滴眼药时要特别注意按压住泪囊区。

（9）所有滴眼液按说明书妥善保存，生物制剂需放冰箱，防止药物变质。

19 如何理解滴眼药的次数与时间？

通常在就诊后，医生会告知眼药的具体用法，如一天 4 次，一天 3 次等，这些常用的次数意义如下。

每日 4 次：即早上 8 点 –12 点 – 下午 4 点 – 晚 8 点（图 6-13）。

每日 3 次：即早上 8 点 –12 点 – 下午 4 点（图 6-14）。

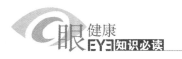

每日 2 次：即早上 8 点 – 晚 8 点（图 6-15）。

每晚 1 次：即睡觉前涂，涂好闭眼睡觉，利于药物的长时间作用（图 6-16）。

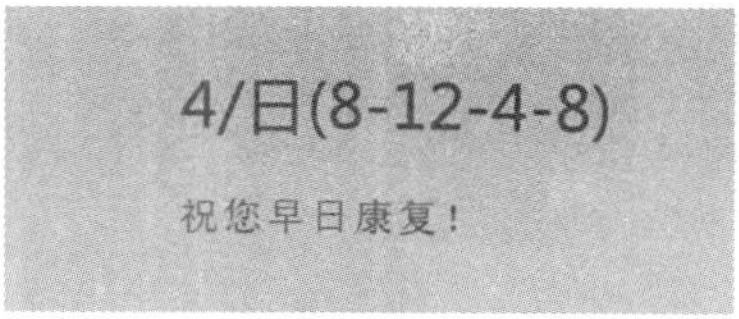

4/日(8-12-4-8)

祝您早日康复！

图 6-13　每日 4 次

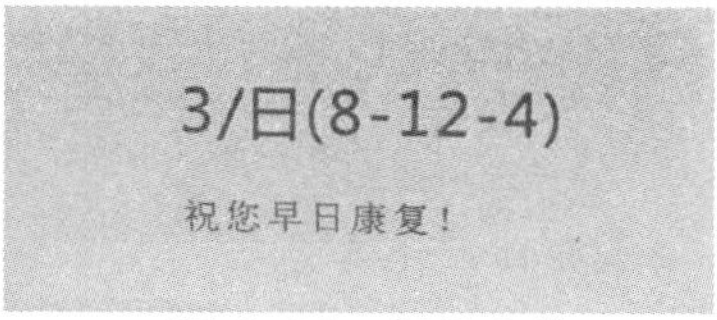

3/日(8-12-4)

祝您早日康复！

图 6-14　每日 3 次

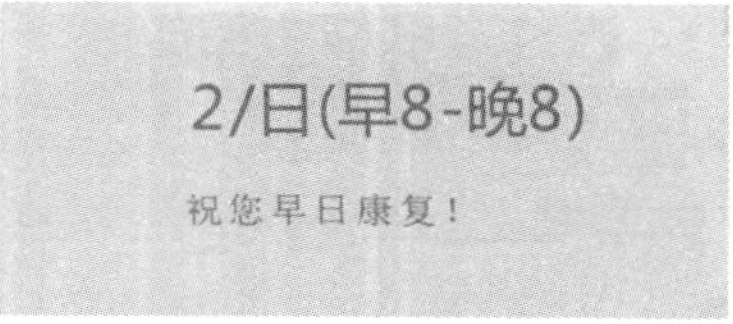

2/日(早8-晚8)

祝您早日康复！

图 6-15　每日 2 次

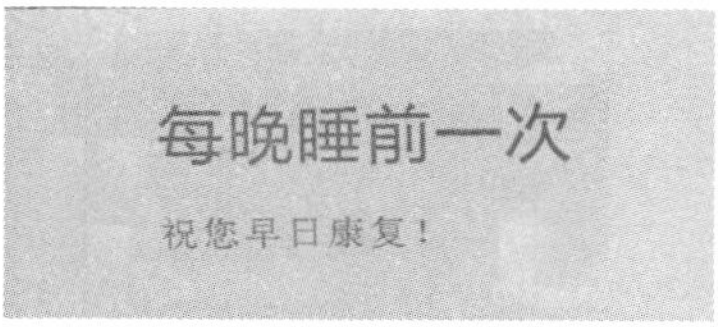

每晚睡前一次

祝您早日康复！

图 6-16　每晚 1 次

20 长时间佩戴隐形眼镜好吗？

不好。隐形眼镜亦称角膜接触镜，从材料上分为软镜和硬镜。软镜较为常见，其特点是验配较简单，配戴舒适。依镜片使用期限可分为年抛型、月抛型、日抛型。软镜易产生蛋白等镜片沉淀物，长时间佩戴或配戴不当常引起角膜缺氧、角膜上皮缺损、角膜炎、干眼症等角膜疾病。配戴软镜每日时间不宜过长，建议每日佩戴时间不超过 8 小时，特别是夜间睡觉时必须取下隐形眼镜。每日应用护理液进行清洗、浸泡，定期更换。

21 配戴隐形眼镜应如何护理？

隐形眼镜配戴者及家属应高度重视戴镜卫生，严格按使用说明护理镜片，提高自我保护意识，培养良好的个人卫生习惯，佩戴及卸取前应洗手，且不留长指甲。应尽量选择清洁效果好、有清除蛋白沉淀物作用的护理液。根据隐形眼镜的使用期限，定期更换隐形眼镜。

22 沙眼是因为沙子进入眼睛引发的吗？

沙眼之所以得名，不是因为沙子进入眼睛引发，而是一种炎症的表现，发病后在患者眼睑结膜上会留下粗糙不平的外观，形似沙粒，故称沙眼（图6-17），与通常的红眼病是不同的。沙眼的病原体是一种叫做沙眼衣原体的致病微生物，沙眼的感染与恶劣的卫生条件和个人的卫生习惯、营养状况有关。

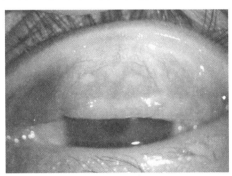

图6-17　沙眼

23 沙眼患者有哪些临床症状？

沙眼多为急性发病，患者有异物感、畏光、流泪等症状，并伴有很多粘液或粘液性分泌物。数周后急性症状消退，进入慢性期，此时可无任何不适或仅觉眼睛疲劳。若此时治愈或自愈，可不留瘢痕。但在慢性病程中，流行地区，常有重复感染，病情加重。角膜上有活动性血管翳时，刺激症状变得显著，视力减退。晚期常因后遗症，如睑内翻、倒睫、角膜溃疡及眼球干燥等，症状更为明显，并严重影响视力，甚至失明。

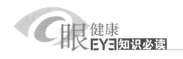

24 沙眼该如何治疗？

早期沙眼主要是加强局部点药，每日 4 ~ 6 次滴眼，晚上睡觉前可涂些眼药膏；晚期沙眼主要是针对并发症，大部分患者需手术治疗。沙眼是一种慢性眼病，需坚持点药，否则不仅不能治好沙眼，反而会使沙眼衣原体产生耐药性。

25 沙眼应如何预防？

沙眼衣原体常在沙眼患者的分泌物内，因此与此分泌物接触的物品都具有传播的机会。沙眼主要是通过被病眼分泌物污染的水或洗脸用具传染，例如共用毛巾、脸盆等，也可通过被污染的手传染。因此，预防沙眼应采取以下预防措施。

（1）注意个人卫生，提倡一人一巾，毛巾、手帕经常洗晒。

（2）不用脏手脏物擦眼，避免接触传染。

（3）注意理发店、游泳池、浴室等公共场合个人卫生。

（4）加强体育锻炼，提高机体抵抗力。

26 什么是结膜色素沉着？

结膜是覆盖在上、下眼睑内和眼球表面的一层黏膜。在长期受到紫外线、粉尘等污染之后，就产生色素沉着的不良反应，就像人脸上长的斑。色素在结膜层集聚成块状黄斑，从表面上看，白眼球出现微微凸起的暗黄色物质，眼球变得更加混浊（图6-18）。它与使用某些药物和代谢异常有关。

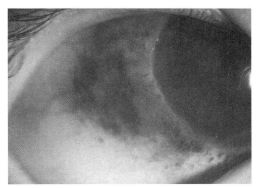

图 6-18 结膜色素沉着

27 结膜色素沉着需要手术吗？

通常固定不生长的色素沉着一般不需要治疗，担心影响美观的可以手术切除。生长速度突然加快，表面不光滑者，是恶变的征象，应尽早就诊。

28 结膜色素沉着如何预防？

结膜色素沉着的预防应注意以下内容。

（1）宜多食富含维生素 C 的蔬果。注意饮食的搭配，含高感光物质的蔬菜，如芹菜、胡萝卜、香菜等，最好在晚餐食用，食用后不宜在强光下活动，以避免黑色素的沉着。

（2）户外活动时，避免太阳直射，使用太阳眼镜进行防护。

（3）每日保证充足的睡眠。

29 什么是结膜结石？

结膜结石是指在眼睛上、下睑结膜表面出现的黄白色凝结物，较硬，形如碎米，可单发或密集群发，多见于慢性结膜炎或老年

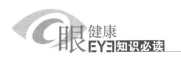
患者。结膜结石是由结膜腺管内或结膜上皮凹陷脱落的上皮细胞和变性的白细胞凝固而形成的，没有或极少钙质沉着，并非是眼睛内长出的"石头"（图6-19）。

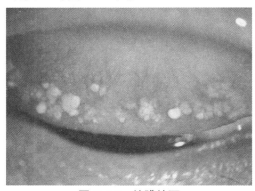

图 6-19　结膜结石

30 结膜结石的治疗方法是怎样的？

初起位置较深，结石还埋在结膜下边，一般无自觉症状，不必处理；以后逐渐增大，当硬结突出于结膜表面时会有异物感，甚至引起角膜擦伤，这时需到医院去剔除，结石剔除之后，使用抗生素滴眼药水预防感染。

31 结膜结石剔除后还会复发么？

结石剔除后有可能复发。所以，积极、规范治疗慢性结膜炎和沙眼是预防结石复发的关键。

32 什么是结膜炎？

人的眼结膜大部分暴露于外界，易受外界环境的刺激和微生物感染（图6-20）。虽然结膜具有一定的防御功能，但当防御能力减弱或外界致病因素增强时，就会引发炎症反应。结膜炎在临床上较常见，其症状表现为：异物感、烧灼感、发痒、想揉眼、流眼泪，眼屎增多等。检查发现结膜充血、水肿、表面有隆起、小滤泡形成等。结膜炎本身对视力影响不严重，但是当其炎症伤及角膜或引起并发症，可导致视力的损害。

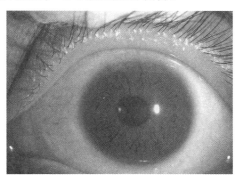

图 6-20　结膜炎

33 什么是"红眼病"？

"红眼病"是急性细菌性病毒性结膜炎的俗称。其症状表现为眼睛发红、流泪、烧灼感、异物感等，结膜高度充血水肿，有大量的黏液或黏脓性分泌物，它具有很强的传染性，可以通过直接和间接的接触传染，好发于春秋季节，因此，在人群密集的场所，如幼儿园、小学、游泳池等较易传播，所以，"红眼病"的隔离和预防尤为重要。

34 怎样治疗与预防"红眼病"？

"红眼病"是一种自限性的感染性急性眼病，治疗原则为抗炎抗病毒为主，一般 10 ~ 14 天痊愈。

红眼病不能单纯依靠药物治疗，除了接受医生的治疗外，还

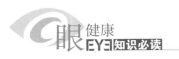
要学会自我保健。细心地护理眼部，保持眼部清洁，坚持遵医嘱用药很重要。因此还应做到以下几点。

（1）由于患急性结膜炎时眼部分泌物较多，每次点药前应用棉签擦拭眼部分泌物，保持眼部清洁，有利于眼药的吸收。

（2）使用的眼药，不论眼药水还是眼药膏均应专人专用，滴用时瓶口不可接触眼睑或睫毛，避免造成眼药的污染。

（3）在治疗期间，使用的个人物品如洗脸盆、毛巾等应单独使用不可与其他人混用，并要及时消毒处理，可以采取煮沸或充分的阳光暴晒消毒，有条件的情况下接触过的物品应用消毒液进行消毒，防止家庭式传染。

（4）红眼病具有比较强的传染性，可通过手、物等接触方式而传染。因此急性期不宜带病工作或入学，避免到人多的公共场所，例如公共浴池、游泳池等，以防感染暴发流行。

（5）患病期间要注意休息，少用眼，不要勉强看书或看电视。出门时可戴太阳镜，避免阳光、风、尘等刺激，以减轻不适。

（6）眼部不可包扎、戴眼罩或局部热敷，因眼睛局部温度过高可加速细菌繁殖，不利于病情恢复。

（7）如果是单眼患结膜炎，睡觉时要取患侧位，防止患眼分泌物流入健眼。

（8）预防的关键是养成良好的个人卫生习惯，勤洗手，不用揉眼睛，可以很好地降低感染的可能性。

35 患了"红眼病"还能坚持工作吗？

"红眼病"是一种传染性极强的眼病，通过直接接触或间接接触传染，一般潜伏期为 1～3 天，急性发病，3～4 天时病情达到高潮，以后逐渐减轻，一般在 2 周左右痊愈。所以一旦发现有"红眼病"，有条件的就应该及早休息，少去人员密集的地方，以免引起传染，无条件的则需要做好个人卫生及防护。

36 从生活中如何预防过敏性结膜炎？

过敏性结膜炎是由于眼部组织对过敏原产生超敏反应所引起的炎症。其表现眼睑皮肤湿疹、皮革样变，睑结膜充血等，预防要从生活中的细节开始。应做到：（1）减少居室灰尘；（2）房间注意通风；（3）睡眠用具需清洁；（4）改善生活环境。

37 结膜炎患者饮食应注意什么？

结膜炎的患者在饮食上应清淡，以蔬菜水果为主（图6-21），可适当饮用绿茶、菊花茶。不要吃热性有刺激性的食物，忌烟酒（图6-22）。

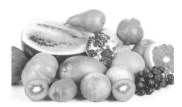 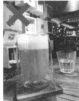 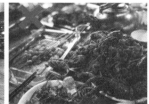

图6-21　清淡饮食　　　　图6-22　忌食刺激性食物

38 眼睛白色的位置红了一大块，是"红眼病"吗？

不是红眼病，如果眼睛白色位置红了一块可考虑是否球结膜下出血（图6-23）。可能为下结膜小血管破裂出血聚于结膜下引起。

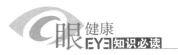
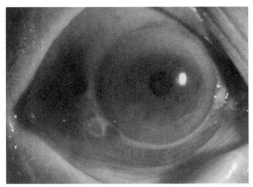

图 6-23　球结膜下出血

39 角膜表面长的小翅膀到底是什么？

　　眼球表面长了一个像一片肉色小翅膀样的组织，有些严重的患者这片小翅膀把黑眼珠几乎完全遮住了。这种类似翅膀的肉色组织就是眼科学上的一种疾病称翼状胬肉。翼状胬肉是眼科常见病和多发病，俗称"长翳子"，因其形状似昆虫的翅膀故得名。一般认为它是眼睛受到外界刺激而引起的一种慢性炎症性病变，表现单眼或双眼受累，一般无明显自觉症状，或仅有轻度异物感、眼红、眼痒、刺痛、流泪，当病变接近角膜瞳孔区时，会引起散光，当直接遮挡了瞳孔区时，而导致视力下降。多见于户外劳动者，以渔民、农民发病较多，可能与风尘、紫外线、烟雾等长期的慢性刺激有关（图 6-24）。

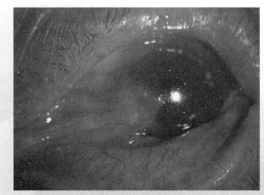

图 6-24　翼状胬肉

40 翼状胬肉对眼睛有哪些影响？

翼状胬肉不仅影响了外观，还影响了正常眼睛表面结构和眨眼活动，进而使眼部出现反复干涩、充血、流泪、刺痛及烧灼感等不适症状。同时翼状胬肉通过牵拉、压迫角膜可造成顺规性散光而影响视力。而当胬肉浸润程度的加深，形成瘢痕，则术后仍难以恢复到较佳视力状态，甚至可造成不可逆转的失明。

41 翼状胬肉必须要做手术吗？

当翼状胬肉遮盖瞳孔区，影响视力时，手术是唯一的治疗方法。

42 翼状胬肉手术后怎样护理？

翼状胬肉手术的技术成熟，手术时间短，恢复快，第二天可以拆纱布，术后的护理如下。

（1）术后常规包扎术眼1天，以减少眨眼次数，尽量闭眼休息，防止缝线断裂、伤口裂开等。多吃营养丰富易消化食物，多吃青菜、水果，忌吃辛辣食物、烟酒等，保持大便通畅，预防感冒，不要用力咳嗽或打喷嚏，避免引起植片下出血。

（2）术后24～72小时由于缝线和切口的刺激，常常有不同程度疼痛、异物感、畏光、流泪、流鼻涕、睁眼困难等症状，这是术后的正常反应，会逐步缓解，对疼痛轻者可用听音乐、闭眼休息、分散注意力等方法来缓解疼痛，疼痛明显者可给予止痛剂，缓解疼痛。

（3）术后注意观察眼部分泌物的性质、颜色、气味，滴眼药水时，应洗净双手，保持眼部清洁，动作轻柔减少刺激，遵医嘱

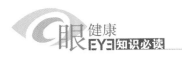

正确用药，勿揉眼，洗脸洗澡时勿让水进入手术眼内。

（4）预防感染：术后遵医嘱常规局部使用抗生素眼液 7 ~ 10 天，减轻炎症反应及防止伤口感染。病室要通风，保持空气新鲜。

（5）术后 7 ~ 10 天拆线出院。需学会正确的滴眼药水方法，保持术眼清洁，勿用不洁用物擦眼。翼状胬肉最主要的诱因是环境刺激（紫外线），因此，外出需带防护眼镜，避免强光刺激，术后 1 个月复查，如术眼有红痛、分泌物异常应及时就诊。

43 翼状胬肉术后会复发吗？复发了怎么办？

大多数患者在手术前都担心术后会不会复发，目前采取的手术方式是翼状胬肉切除联合自体角膜缘干细胞移植术，复发率一般在 1% 以内，术后只要按要求点眼药，做好眼睛的防护，如在户外长时间工作者，可佩戴太阳镜，减少紫外线的照射，同时注意休息，定期的复查，一般是不会复发的。如果复发了，可以进行二次手术治疗。

44 如何预防翼状胬肉？

预防翼状胬肉发生需注意：

（1）合理用眼，劳逸结合；

（2）注意用眼卫生；

（3）避免不良的外界环境对眼睛的伤害；

（4）户外活动时，避免强光的照射，佩戴太阳眼镜。

45 什么是角膜？

角膜呈横椭圆形，占眼球外壁的 1/6，其无色透明，它与巩膜组织一起对眼球内容物提供保护作用，俗称我们的"黑眼珠"（图6-25）。当有任何先天性发育不良或后天获得性疾病及外伤导致的角膜疾病称为角膜病。

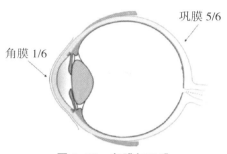

角膜 1/6

巩膜 5/6

图 6-25　角膜与巩膜

46 眼角膜易患哪些疾病？

角膜是眼球的最外层，起着防御作用，因先天发育角膜形态原因会引起圆锥角膜；因细菌、真菌、病毒的侵犯会引起角膜炎；因病理的原因会引起翼状胬肉；因外伤的原因会引起角膜化学伤、角膜上皮损伤、角膜异物等。所以，无论在工作、生活中，我们一定要保护好角膜，出现上述问题时，一定要及时就医。

47 什么是角膜炎？

角膜位于我们黑眼珠的最外层，当眼睛受到外界刺激时，由于细菌或者病毒等侵入角膜而引起的角膜容易发炎，这就是角膜炎（图6-26）。

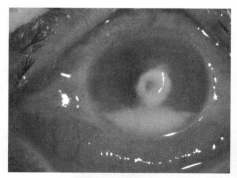

图 6-26　角膜炎

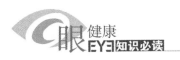
48 引起角膜疾病的原因有哪些？

引起角膜疾病的主要原因有炎症、感染、外伤、先天性异常、变性、营养不良和肿瘤等，其中感染引起的角膜病是我国和其他发展中国家的主要致盲性眼病之一。

得了角膜炎，患者最明显的症状就是眼痛，常持续存在直到炎症的消退。其次可伴有畏光、流泪、眼睑痉挛、不同性状分泌物等，同时还有不同程度的视力下降。

得了角膜炎，应及时就医，明确病因、诊断，去除病因、积极控制感染。

49 角膜炎常见的种类有哪些？哪些人容易患病？

角膜炎中以各种感染性角膜炎最为常见，包括病毒性角膜炎、细菌性角膜炎、真菌性角膜炎等。

因其致病菌不同，而有其易患人群的特点。

（1）农民常常被植物或农作物等擦伤角膜，使植物表面的真菌从伤口处侵入角膜，诱发真菌性角膜炎。

（2）户外作业者未配戴防护镜，在作业中有异物嵌入角膜，揉眼后不及时就医处理，或有反复的异物取出史等，也极易诱发真菌或细菌性角膜炎。

（3）佩戴隐形眼镜的人如不注意清洁或不小心擦伤角膜上皮，常常会因细菌感染而引起角膜炎，造成严重后果。

（4）当机体抵抗力下降或受到刺激时，潜伏在体内的病毒可活化，引起反复的病毒感染，如在眼睛上发病，则形成了病毒性角膜炎。

50 角膜炎与结膜炎有什么区别？

首先是发病的部位不同，顾名思义，角膜炎是角膜受损或感染，结膜炎是引起结膜组织的炎症。其次是症状不同：角膜炎的症状主要表现为眼睛红、痛、异物感、畏光、流泪、伴视力下降等，以角膜炎、角膜溃疡常见；结膜炎的症状是结膜充血和分泌物增多，一般不伴随视力下降。再次是病因不同：角膜炎主要是外伤或感染等导致的眼珠"发炎"；结膜炎是因为过敏、感染等因素造成的眼球充血。结膜炎较角膜炎常见。

51 角膜炎会影响视力吗？

如果角膜炎形成了溃疡面后，即使得到及时治疗，溃疡可逐渐修复而愈合，但还是形成了疤痕。角膜疤痕对视力的影响与发生的部位有关，当疤痕在中央部位遮住了瞳孔时，即使很薄，也严重的影响视力；当疤痕在周边区域未遮住瞳孔，对视力的影响则较小。

52 板栗刺进入眼睛会造成什么后果？该怎么办？

在金秋收获的季节，临床上多见板栗刺刺入眼睛的意外事件。板栗刺不慎进入眼睛，如不及时取出，刺上的各种细菌造成角膜的炎症，易引起真菌性角膜炎。应及时到医院就诊，取出板栗刺，并进行相应的抗真菌治疗。在此也提醒广大果农朋友要加强自我防护意识，建议打板栗时最好佩戴好护目镜，保护好眼睛。

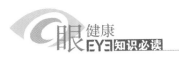

53 角膜炎的治疗原则是什么？

根据角膜产生炎症的原因，采取不同的治疗方案，轻度感染使用药物保守治疗，积极控制感染，促进溃疡面的愈合，减少瘢痕的形成，减少视力的下降。

重症感染者或药物难以控制时，可采取角膜移植手术，术后继续药物治疗。

54 怎样才能预防角膜炎的发生？

预防角膜炎的发生，生活中应做到以下几点。

（1）别经常用手揉眼睛，手暴露在外面，很容易沾染各种病毒和细菌，一旦揉眼睛，眼角周围比较湿润，病毒很容易在这里繁殖生存，从而引起眼角发炎。

（2）别乱用眼药水，眼药水也是药，如果眼睛本身没有什么问题，乱用眼药水很容易打破眼部周围的原生环境，这样就给各类病菌的入侵提供了有利条件，导致角膜炎的发生。

（3）毛巾、浴巾用来擦脸和身体，经常还会擦眼睛，潮湿的环境很容易让各种细菌大量生存，所以要经常的清洗，清洗后尽量在太阳底下暴晒晾干后再用，这样也能避免角膜炎的发生。

55 角膜炎患者的饮食应注意哪些？

角膜炎患者饮食宜清淡而富有营养，多进食含维生素A丰富的蔬菜和水果，多饮水保持大便通畅。病毒性角膜炎患者除多锻炼增加体质，避免感冒、发热和过度劳累外，还应适当增加蛋白质的摄入，多吃蔬菜水果以促进伤口愈合（图6-27）。同时要避免寒凉的食物，如：梨、螃蟹、冷饮等（图6-28）。

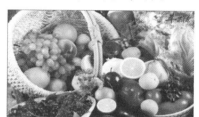

图 6-27　宜食食物

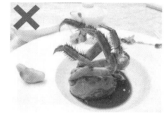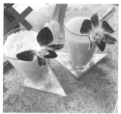

图 6-28　忌食食物

56 什么是圆锥角膜？ 对人的眼睛有哪些影响？

圆锥角膜是一种先天性角膜发育异常，以角膜中央变薄向前突出，呈圆锥形为特征的一种眼病，常造成高度近视或不规则散光（图6-29）。本病好发于青少年，多为双眼发病，但也可先后发生，程度也可不一，但随着病情的发展，视力会明显下降，严重时可致角膜穿孔。

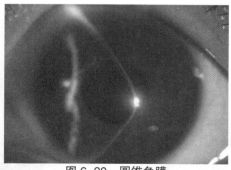

图 6-29　圆锥角膜

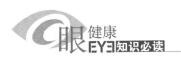
57 怎样发现圆锥角膜?

圆锥角膜的患者在早期无特征性的临床表现,一般不容易被发现,它必须通过眼科的一般检查和特殊检查才能明确诊断,例如裂隙灯下可见角膜锥形前突,基质层变薄;综合验光提示有不同程度的近视和散光;角膜地形图报告:有角膜厚度变薄、后表面高度增加、角膜曲率增大等。因此,当视力不明原因下降时,特别是青少年,应高度警惕,及时就医。

58 圆锥角膜患者应该怎么治疗呢?

圆锥角膜患者的治疗方法很多,有保守治疗和手术治疗。

(1)保守治疗可配戴框架眼镜,也可佩戴硬性角膜接触镜(RGP),RGP为硬性隐形眼镜,是目前最好的保守治疗方法。

(2)手术治疗:如角膜胶原交联术、角膜移植术等。

59 什么是角膜穿孔? 该怎么办?

角膜因病理、感染或外伤的原因,引起角膜(黑色眼珠)上出现破溃,导致眼角膜失去了屏障和防御功能,眼内的组织有可能会外流,外界的细菌也会通过这个小孔进入眼内,引起眼内的感染,眼部即感觉到猛烈的疼痛和热泪(房水)流出,多见于角膜外伤、锐器穿孔伤、球内异物等。当出现以上症状时,建议立即到医院就诊,明确诊断,及时治疗。

60 什么是角膜移植? 手术成功率高吗? 适应哪些人群?

眼角膜移植是将阻挡光线的混浊眼角膜切除,替换为健康透明的眼角膜，使眼睛重见光明、改善视力。由于正常角膜无血管分布，不会像其他器官移植那样，所以术后不会发生强烈的排异反应。眼角膜移植的成功率在所有的器官移植中最高，达 95% 以上。适合于严重的感染性眼角膜疾病（如细菌、真菌、病毒性眼角膜溃疡等），以及外伤性（如化学伤、机械伤、热烧伤等）眼疾导致眼角膜混浊的患者（图 6-30）。

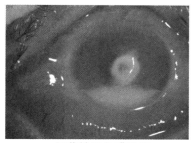
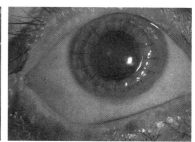
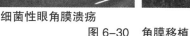

细菌性眼角膜溃疡　　　　　　角膜移植术后

图 6-30　角膜移植

61 什么是角膜排斥反应？

受者进行同种异体组织或器官移植后，外来的组织或器官等移植物作为一种"异己成分"被受者免疫系统识别，受者发起针对移植物的攻击、破坏和清除，这种免疫学反应称移植排斥反应。术后 3 ~ 6 个月出现眼红、视力下降、畏光、流泪等症状，请不要紧张，应立即到医院就诊。如果治疗及时，大部分免疫排斥都可以通过药物得到控制。

62 做了角膜移植手术后，应该注意哪些呢？

做了角膜移植手术后，应当注意以下几个方面。

（1）心理方面。要从精神上放松，心理上调整。积极配合治疗。

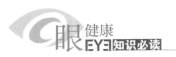
（2）眼部的观察。注意观察术眼敷料有无渗血渗液，当出现术眼疼痛加重，分泌物增多，视力突然明显下降，流泪，角膜出现混浊，水肿等，及时报告医生进行治疗。

（3）饮食方面。①由于角膜伤口大，愈合慢，应适当增加蛋白质和维生素的摄入量，如鸡蛋、豆制品。②规律食宿起居，多食软食及易消化、营养丰富的食物，多吃水果、蔬菜，促进伤口修复。忌用硬食，以防过度用力，使伤口裂开。③忌辛辣刺激及油腻的食物，因为辛辣食物可导致血管扩张，眼部充血，常易引起排斥反应。④忌烟酒。

（4）生活方面。①保持眼部的清洁。②患者可适当下床活动，尽量避免低头、弯腰，谨防碰撞术眼。避免用力和剧烈运动。③保持大便通畅，防止便秘，争取每日排便一次，以防过度用力，缝线脱落，使伤口裂开。④睡眠要充足，早期应避免打喷嚏、咳嗽。⑤术后要注意保护术眼，外出或睡觉时要戴保护眼罩。⑥注意用眼卫生，尽量少看电视和使用电脑，避免强光刺激，阅读时间不超过1小时。出院后要避免和眼部传染疾病患者接触，尽量少去公共场所。注意保暖，预防感冒。⑦手术后一个月内禁止淋浴，三个月内禁止游泳，以免脏水入眼引起感染，不宜进行潜水运动。

（5）用药方面。按医嘱服用内服药及按时滴眼药。

（6）复诊。患者必须定期复查，出院后一个月内每周一次，以后根据眼睛恢复情况，有可能调整为每个月复查一次，具体复查时间听从检查医生意见。如出现疼痛、怕光、流泪、视力减退或眼前有雾，看不清东西等症状时，应当及时到医院复查。

63 什么是角膜营养不良？

为一系列与家族遗传有关的原发性进行性角膜病变的总称（图

6-31)。该病多数为常染色显性遗传；原发于角膜，很少伴其他眼部病变或全身病变。角膜营养不良可在幼年发病，但进展缓慢，早期容易被忽视，有些到了晚年才表现出临床症状。患者的表现主要是无任何诱因，双眼

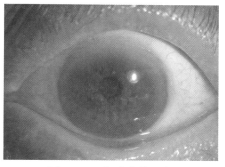

图 6-31　角膜营养不良

视力明显下降和刺激症状才考虑就诊。角膜营养不良早期对症治疗；如果患者有刺激症状，可选择戴角膜接触镜以缓解症状；晚期严重影响视力时可行角膜移植术。

64 眼角膜捐献的目的和意义是什么？

眼角膜捐献，不仅能为他人提供必要的帮助，同时也能实现自己的人生价值，这是一项造福社会、荫及后人的善举，对倡导崇尚科学、无私奉献、移风易俗、促进精神文明建设具有十分重要的意义。捐献的眼角膜主要用于临床移植、医学教学、医学科研、医用组织制备等方面，促进医学科学事业的发展。

65 为什么眼角膜可以捐献？什么人可以捐献眼角膜？

人死亡后眼角膜组织细胞仍会存活一段时间，它是人去世后存留的无价之宝。眼角膜捐献将是生命、爱心和光明的延续。捐献角膜的人群广泛，几乎所有人均可捐献眼角膜，即使是肿瘤患者也可以捐献角膜。捐献角膜后不会影响捐赠者的遗容。

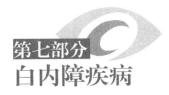

第七部分
白内障疾病

① 什么是白内障?

    白内障是指晶状体透明度发生了混浊。我们的眼球就像是一部照相机,晶状体就是照相机的镜头(图 7-1,7-2)。

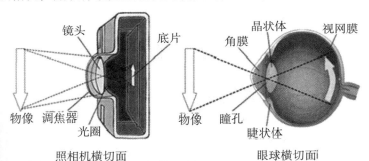

照相机横切面   眼球横切面

图 7-1　眼球结构

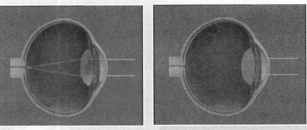

图 7-2　透明晶状体图晶状体混浊→白内障

❷ 白内障的病因有哪些？

各种原因如老化，遗传，局部营养障碍，免疫与代谢异常，外伤，中毒，辐射等，都可能导致人们罹患白内障。白内障患者常见于老年人，统计数据显示，在我国 60 ～ 89 岁的老年人中，白内障的发病率高达 80%，白内障患者超过 6000 万。

❸ 外伤为什么会引起白内障？

对于晶状体而言，穿通伤可以直接损伤晶状体引起混浊，而钝挫伤是影响了眼球内的房水和血液循环，使得晶状体代谢发生改变，也就是晶状体的生活环境发生了改变，同样也会引起晶状体混浊，即引起白内障。

❹ 白内障会有遗传吗？

在白内障病因中，遗传是发生白内障的相关因素。而先天性白内障的主要原因之一就是遗传，因此家长朋友们要注意尽早进行婴幼儿的眼科普查。

❺ 什么是先天性白内障？

先天性白内障是儿童常见眼病，为出生时或出生后第一年内发生的晶状体混浊，可为家族性的或散发的；可伴发或不伴发其他眼部异常或遗传性、系统性疾病。大多数患儿在出生前后即已存在，小部分生后不久即形成的一类白内障，其发生率在我国为0.05%。失明儿童中有 22% ～ 30% 为白内障所致，已成为儿童失明的第二位原因。

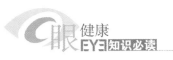
⑥ 先天性白内障病因有哪些？

先天性白内障的主要原因是遗传，常见的为常染色体显性遗传，也有隐性遗传或伴性遗传，因此禁止近亲婚配是减少隐性遗传的重要措施。其次病因是母亲孕期感染，尤其预防怀孕前 3 个月的病毒感染，特别是流感。再次是母亲孕期服用某些药物导致，如全身应用糖皮质激素、磺胺类药物等。

⑦ 患了白内障，您会有哪些感觉呢？

主要就是视物模糊，没有疼痛的视力逐渐下降，大部分人总觉得，眼睛前面被一层白雾遮挡了；还有些人存在视物有灰白影、视物变形、眩光、单眼复视、颜色改变等。一般两眼可先后发病，根据白内障不同类型、不同发展阶段，其症状也不尽相同，那么感觉上也会有些许差异。（图 7-3）

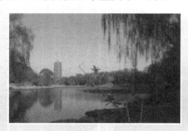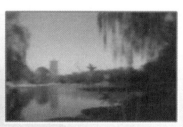

正常人的清晰视野　　　　　　白内障患者的模糊视野

图 7-3　白内障视野

⑧ 白内障可以预防吗？

白内障是否可以预防，是我们医务工作者一直在探索的问题，老年性白内障不能预防。就好比人老了，头发慢慢变白了，是一个生理老化过程，但对高危人群的危险因素积极预防和治疗，通常可以延缓白内障的发生。比如戒烟、保护眼睛免受日光直射（戴太阳镜及宽边的帽子）、饮食中适当补充叶黄素等都有助于降低发生白内障的风险。研究发现混浊的晶状体中，微量元素不平衡，维生素 C、谷胱甘肽含量减少，因此患者宜常吃猕猴桃、杨桃、苹果等维生素 C 含量高的新鲜蔬菜水果。此外，锌和维生素 A、D、E 及核黄素的充分摄入对预防白内障的发生也有积极的意义，含锌高的食物包括蛋黄、黄豆、黑芝麻等（图 7-4）。可以多食用易消化的食物，例如新鲜的蔬菜水果、粗纤维、优质蛋白质等。少饮酒、少吃甜食、少食辣椒、咖啡、浓茶等辛辣刺激性食物。其它需要注意的是戒烟、饮食尽量清淡，应注意防止便秘。

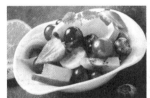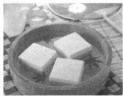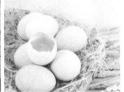

图 7-4　宜食食物

⑨如果患了白内障，如何治疗呢？

　　白内障患者如未出现症状或视力仅受到轻度影响则无需治疗。目前没有有效的药物能够治疗白内障。若白内障继续加重，且视力影响工作生活，唯一的治疗方法就是手术，通过去除混浊的晶状体，置换为透明的人工晶状体来治疗白内障。手术治疗效果非常明显。

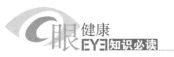
⑩ 为什么目前药物不能治疗白内障？

白内障的发病机制是晶状体蛋白质变性，如同鸡蛋清变成蛋白后，蛋白无法再变成蛋清。所以目前没有治疗白内障的药物。市面上销售的治疗白内障的眼药水，只是延缓白内障发展的进程，不能治疗白内障。

⑪ 白内障患者怎样选择手术时机？

白内障患者手术时机如下。（1）只要感到工作和生活有困难，阅读不方便，视力在 0.3 以下，不能用眼镜矫正时即可考虑手术。（2）因工作性质对视力要求高或生活自理发生困难者（如电子计算机操作员、仪表修理工、驾驶员等），即使白内障并未成熟，视力在 0.4 左右，也可提前进行手术。比如说一个拥有私家车的白内障患者尽管他的视力还是 0.5，但可能已经影响了他的驾驶，他就需要进行手术了；可同样拥有 0.5 的视力，对于一位农民来讲是不会影响他的日常生活的，我们可能根据他自身的需求来决定是否进行手术治疗。

随着医疗科学技术的不断发展，白内障手术方式不断的改进，显微手术的普及及超声乳化、飞秒激光等先进技术的应用，白内障手术提倡越早做越好，因为做得越晚，白内障长得越老，手术风险越大，而且诱发青光眼的概率越高。

⑫ 白内障手术有年龄限制吗？

先天性白内障一般在出生后 1 ~ 2 个月即可进行手术。手术越早，越有利于婴幼儿视网膜及黄斑部的功能发育，但因为 2 岁以下婴幼儿眼球尚未发育完善，故通常不植入人工晶状体，术后佩戴眼镜；2 岁以上则可同时植入人工晶状体，但术后必须作弱视训练。

外伤性白内障一般不受年龄限制。任何年龄组外伤性白内障，如影响视力，均可考虑手术。

老年性白内障和并发性白内障，只要眼部情况及全身情况允许，任何年龄的老年人都可以接受白内障手术治疗。

⑬ 双眼患有白内障，可以同时手术吗？

理论上双眼白内障手术是可以一次完成的，但考虑到任何手术都是有风险的，分次手术可以减少风险。同时，部分患者术后可能会有眼卡、眼干、眼痛等不适症状，所以，我们建议成年人的双眼白内障手术分两次进行最好。而对于儿童白内障患者，因手术在全身麻醉下完成，考虑到双眼同时手术，手术时间长，麻醉风险加大，故我们同样建议儿童白内障双眼手术患者间隔一段时间分两次手术。

⑭ 什么是白内障超声乳化手术？

超声乳化吸出术是近十年的新兴手术，简而言之，是应用晶状体超声乳化仪，将半固体状态的混浊晶状体核在眼内粉粹后形成碎屑或乳糜，用注吸系统将之吸出的方法（图 7-5）。该手术具有切口小，术后散光小，恢复快等优点，是目前治疗白内障最常见的手术方式。

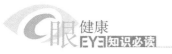
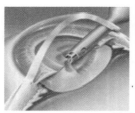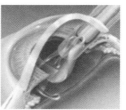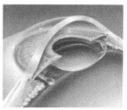

图 7-5　粉碎并吸出已混浊的晶体植入人工晶状体

⑮ 白内障超声乳化手术需要住院治疗吗？

白内障手术患者建议最好住院治疗，也可以因人而异。对于大多数白内障患者如果全身检查基本正常，行动方便的情况下手术是可以不需要住院的。因为手术切口小、对合精细，患者能在术后回家休息。但是对于儿童白内障患者，由于年龄过小，手术不能自觉配合，需要在全身麻醉下完成手术，存在一定的麻醉风险；且很多是早产儿，全身情况比较弱，病情变化快，需要住院治疗。伴有严重其它系统疾病的患者，多见于老年人，常伴有严重心血管和呼吸系统疾病，为保证手术期间的安全，也需要住院治疗。此外，一些边远地区的患者也可以住院几天以便观察。

⑯ 为什么白内障手术前，需要做那么多检查呢？

有很多人都会觉得白内障只是一个小手术，为什么需要做那么多检查呢？殊不知"麻雀虽小，五脏俱全"，眼睛内部结构复杂、精细，为了保证手术质量及术后效果，我们必须对眼睛进行全方位的检查、评估。比如 B 超、OCT、VEP 等检查是检查眼底情况；角膜曲率、角膜内皮镜、角膜地形图是检查角膜情况；角膜曲率、A 超、前房深度测量等是多方位精准测量预估人工晶体度数，选择最合适的人工晶体；泪道冲洗是检查眼部有无感染隐患；而测化验血、尿、血压、心电图则是简单了解全身情况，排除全身疾病带来的手术风险。总之，每一个检查都有其必要性和重要性，都是为了确保拥有最好的术后视觉效果，防止交叉感染，保护每一位患者。这也是符合国家卫生部门监管要求的。

17 手术前需要做哪些准备？可以吃饭吗？

手术前按照医嘱用抗生素眼药水点眼；手术前洗头洗澡，注意个人卫生，防止感冒、咳嗽，注意其它疾病的发作，如哮喘、心绞痛、冠心病等，如有应及时告知医护人员，决定手术是否照常进行。

手术前晚不必紧张担心，务必保证充足的睡眠，良好的休息和放松的心情对手术是有帮助的。

手术当天着开胸宽松衣服，年老体弱者可备外套，以防着凉感冒。

18 白内障手术安全吗？

白内障手术非常安全，是一个非常精细、无痛的手术，是在显微镜下利用显微技术完成的，手术时间短，切口小、无需拆线，恢复快。但如有特殊情况，例如小儿眼球发育不成熟，老人眼内悬韧带松弛，均需要缝线，眼部拆线为一周左右。所以白内障手术非常安全。

19 白内障手术后人工晶体可以管多久？还会不会复发？

一般来讲，白内障手术后就可以终生受益了，只要注意用眼习惯，视力也会相对稳定。仅有一部分白内障患者手术后数月或

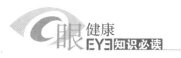
数年后可能出现残留囊膜的混浊，也就是装晶体的囊袋变混浊了，医学上称为后发性白内障。后发性白内障的发病率与年龄成反比，即年纪越大患病率越小。如果白内障手术后患者，复查时医院诊断为后发障，请您不要着急，可以在门诊做白内障后囊（YAG）激光治疗，疗效非常明显。

20 白内障术后一定要佩戴眼镜吗？

白内障摘除并植入人工晶体后理论上讲是不会有调节的，因为人工晶体没有调节的功能，但可能由于人工晶体具有一定的焦深，一般能满足患者的远近两用功能。对于近距离工作较多者，比如作家、老师等文字工作者，术者可能在选择人工晶体时主要满足患者的近距离视力，若想看远更清楚，则需配戴低度数的凹透镜，就是我们说的近视镜；反之，远距离视力要求较高者，术者选择人工晶体时主要满足患者的远视力，若想读书看报，可能要配低度数的凸透镜，也就是我们通常所说的老花镜。随着医疗水平的提高，现在也出现多焦人工晶体，解决了看远看近的问题，无需配镜。

21 什么是人工晶体？

人工晶体是一种高科技产品，它是用聚丙烯酸酯等材质制成的，植入眼内后无刺激作用，生物相容性好。主要优点是视力恢复迅速，并可迅速建立双眼单视和立体视觉，即正常的视觉效果。

22 这么多种类的人工晶体，该怎么选择？

随着医学的不断发展，眼科技术的不断进步，人工晶体的种类也层出不穷，功能也是不断完善。那么，哪种人工晶体才是最适合自己的呢？作为患者又应该如何选择呢？首先，我们要根据全身情况、眼睛检查的情况，选择适合自身的大致类型，比如患有糖尿病的患者伤口愈合差，就不适合选用大切口的人工晶体（图7-6），最好选用折叠的小切口人工晶体（图7-7）。其次，可以根据自己的职业或用眼习惯选择，比如司机对中远视力、夜间视力都有较高的需求，就可以考虑选择非球面人工晶状体或者连续视程新无级人工晶状体；教师或经常写作、读书看报的患者也可以考虑选择多焦点或三焦点人工晶状体（图7-8）。而如果有散光，还可以选择矫正散光的人工晶体。最后，再根据自身的经济情况选择价位合适的。总之，要从多方位考虑，综合评价后选择最适合自己的。

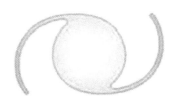 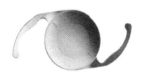

图 7-6　普通硬晶体　　　图 7-7　折叠晶体　图 7-8　多焦散光人工晶状体

23 飞秒激光辅助白内障手术是怎么回事？

飞秒激光辅助白内障手术是目前最新、最前沿的白内障手术方法。是指将飞秒激光技术应用于眼科白内障手术。这种手术方式是将普通超乳手术中需要医生手工进行的角膜切口、撕囊、劈核（击碎晶状体）等几个关键性步骤自动化，通过计算机控制手术过程，使白内障手术中每一个步骤更精准、更安全、更高效，使每位患者获得术后良好的视觉效果（图7-9）。

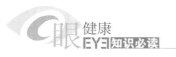

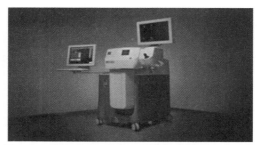

图 7-9 爱尔康 LenSx 飞秒激光白内障手术系统

24 白内障手术后应注意什么？

白内障手术后需注意以下几点。

（1）洗脸、洗头注意不要让污水进入手术眼内，防止感染。

（2）术后尽量避免用力咳嗽。手术眼严禁外力碰撞、按压、低头、揉眼，睡眠时要平卧或向非手术眼侧卧，并戴眼罩，以防伤及术眼。

（3）避免提拉重物、剧烈运动，防眼内压波动。

25 白内障术后患者的自我保健有哪些？

白内障手术后还需要做好自我保健工作，预防术后并发症，加快手术恢复，提高手术效果：

（1）手术后稳定情绪，保持良好的心态；

（2）注意休息，术后第一天最好卧床静养；

（3）少用力，避免重体力劳动，保持大便通畅，尤其手术后一个月内要避免剧烈运动和负重；

（4）眼部勿施加任何压力，预防感冒、咳嗽；

（5）按要求使用眼药，双眼用药时，滴药液时先用刺激性小的再用刺激性强的，晚上最后使用眼药膏，多种药液同时使用时，前后两种药液之间间隔 5 ~ 10 分钟。用药前洗净双手，使用时瓶口勿接触到眼睑或睫毛，以免污染。

（6）白内障术后患者的饮食要注意营养摄入均衡，并注意防止便秘。可以多食用易消化的食物，如新鲜的蔬菜水果、粗纤维、优质蛋白等；少食辣椒、烟酒、咖啡、浓茶等辛辣刺激性食物。

26 白内障手术后眼前似蚊子飞舞，是手术效果不好吗？

部分患者白内障手术后出现眼前黑影飘动，如同有蚊子飞舞的症状。这样的症状不是白内障手术效果不好，而是眼部另一种疾病，即玻璃体混浊导致的，通常不影响视力。若出现这种症状，可以服用药物，或者激光消融治疗。

27 白内障手术还可以治疗近视眼、老花眼、甚至散光，是真的吗？

当然是真的。白内障手术实质上就是将病变的晶状体置换为人工晶体，以达到矫正屈光的作用。老花眼就是晶状体调节力下降后导致近视力下降，远视力尚可，以往的常规解决方法就是佩戴老花眼镜，矫正近视力。而随着医疗科学技术的不断发展，白内障手术方式不断改进，显微手术的普及及超声乳化、飞秒激光等先进技术的开展，人工晶体的种类也层出不穷，功能也是不断完善，我们可以通过置换人工晶体，来解决矫正近视眼、老花眼，甚至散光。而且很多白内障就是一个生理老化的过程，45 岁以后的老花眼患者，往往也会伴有一定程度的白内障，这时候做白内障手术，就可谓是"一箭双雕"，既能治疗白内障，又可以治疗近视眼、老花眼、甚至散光。

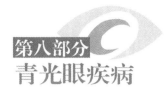

第八部分
青光眼疾病

1 什么是青光眼？

　　青光眼是一组以特征性视神经萎缩和视野缺损为共同特征的疾病，病理性眼压增高是其主要危险因素。好比我们的眼睛就像一个洗脸池，水龙头的水往里流，池里的水从下水管道不断往外排，从而形成了眼内的平衡；青光眼的患者就像是下水管道被大塞子塞住了，水流不下去，房水积聚过多在眼球内，压力就会上升，从而造成眼压过高（图 8-1）。

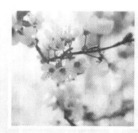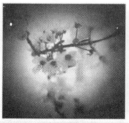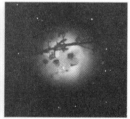

图 8-1　青光眼

2 什么是房水及主要功能？

　　房水是充满眼球内前、后房中的一种无色透明的液体。

　　房水主要功能如下。

　　（1）提供眼内角膜、晶状体等组织的营养和氧气，并排出其新陈代谢产物。

（2）维持眼压动态平衡。

（3）具有屈光作用，保证视物清晰。

3 什么是视野？

是指人的眼睛向前注视某一点位，所能看到的周围空间范围。我们常说的余光就是指眼周围的视野。当青光眼的患者，疾病发展到较严重时，视野会缩小，临床上常常称为管状视野（图8-2）。

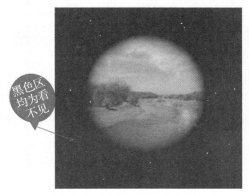

黑色区均为看不见

图8-2　青光眼患者的视野缩小

4 眼压、视野、视神经三者的关系是怎么样的？

眼压高了会压迫视神经，视神经就会缺血、缺氧、萎缩，视野就会损伤，视力就下降，看到的范围就会缩小，即视野就会变小，它们密不可分，所以眼压正常是最重要的。

5 青光眼是什么原因引起的？

青光眼按其发病起因可分为原发性青光眼和继发性青光眼两

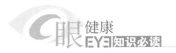
大类。原发性青光眼患者一般是本身的眼球解剖因素特殊，如眼球小、眼轴短、远视、前房浅、房角窄等，另外当情绪波动大、在光线较暗的地方停留过久、长时间低头阅读等，就可能诱发青光眼，严重者导致急性大发作，如果治疗不及时，可能导致视力无法恢复。继发性青光眼多由于眼睛外伤、炎症、出血、肿瘤等，破坏了眼睛的结构，使房水排出通道受阻，导致眼压升高，而压迫视神经（图8-3）。

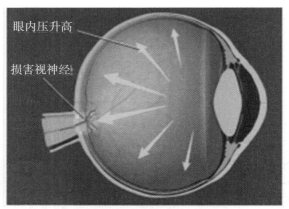

图8-3　眼内压升高压迫视神经

6 哪些人群好发青光眼？

（1）有青光眼病家族史，发病率大约是正常的5～6倍；特别是开角型青光眼，直系亲属中10%～15%的个体可能发生。40岁以上人群则大约高达3.5%。对于有青光眼家族史和高危患者来说尤为重要，50岁后应每年检查一次看是否得了青光眼。

（2）有高度远、近视，散光等屈光不正者。有不良生活习惯，如吸烟、嗜酒、起居饮食不规律、喜怒无常、慢性便秘、顽固性失眠等。

（3）有糖尿病且年龄＞35岁者。

（4）眼压长期高于 21 mmHg 以上者。

所有 35 岁以上的人群体检时，眼底镜和眼压检查应该成为常规检查，对于有青光眼家族史和高危患者来说尤为重要，50 岁后应每年检查一次。

7 青光眼分为哪五类？

分为以下五类：原发性开角型、原发性闭角型、先天性、继发性、混合型青光眼。

8 青光眼急性发作有哪些症状？

原发性闭角型青光眼急性发作时，其典型症状有：眼球胀痛，同侧偏头痛难忍，视力急剧下降，同时伴有恶心、呕吐等。当出现以上典型症状时，请勿认为是感冒或消化系统疾病而误诊。特别要注意的是，也有一些青光眼患者虽眼压很高，但却无任何身体不适症状，其后果更为严重，有的患者已经失明了才被发现，此时治疗为时已晚。

9 眼压与青光眼的关系是怎样的？

眼压是指眼内容物对眼球壁的压力。正常人眼压在 10 ~ 21mmHg。由于每个人视神经对眼压的耐受力不同，有些眼压虽高出正常值，却不发生视神经及视野的损害，称为高眼压症，而不能诊断为青光眼；另一些人虽有青光眼性视神经损害和视野缺损，但眼压却在正常值范围内，称为正常眼压性青光眼或低眼压性青光眼。因此，眼压高并不一定都是青光眼，而眼压正常也不能排除患青光眼的可能。

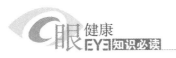

⑩出现了哪些情况，就需要警惕青光眼？

（1）眼胀痛：当您有眼胀的症状时，请记得有患青光眼的可能（图8-4）。

（2）雾视症：出现一时性的视物模糊，就好像在雾中看外界景物一样。

（3）虹视症：每当晚上看灯光时，尤其是看见圆形灯泡时，可看到灯的四周有五颜六色的光环、光晕等，而之前一直很好。

（4）偏头痛：有些慢性青光眼的患者经常有偏头痛，也有全头痛的，疼痛可能是持续性的，不能忽视。

一只眼确诊青光眼的人，如果另一只眼也出现相同的症状之一，那么，这只眼也可能是患了青光眼，千万要警惕。

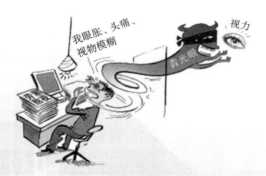

图8-4　青光眼眼胀痛

⑪怎样预防青光眼？

预防青光眼可以先从下面几点做起：

（1）情绪稳定，不着急，不发脾气；

（2）保证睡眠，不熬夜（图8-5）；

（3）避免暗室工作，尽量少在电影院看电影；

（4）少饮浓茶及咖啡；

（5）保证每日大便通畅。

图 8-5　熬夜伤眼

⑫ 如何预防青光眼疾病发作？

（1）定期复查眼压，一般眼压安全了，眼睛就安全了，建议每周或者两周测量一次眼压，病情稳定者可根据医嘱来确定复查时间。

（2）心理疏导，情绪控制好：情绪激动会影响眼压变化。

（3）饮食：多喝蜂蜜水，每次不要超过 300 ～ 500 毫升；多吃一些利水祛湿的食物，如冬瓜、薏米、山药等（图 8-6）；饮食时间要规律，量要适当，食物应少盐清淡，不宜食用生姜、大蒜、咖啡、浓茶等辛辣食品（图 8-7）。

（4）环境舒适：营造安静舒适的生活环境，作息时间规律，保证充足睡眠，注意劳逸结合，保持心情愉快。

（5）定期自我检查：如出现眼痛、

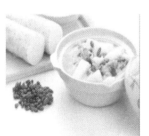
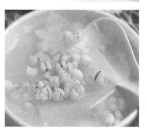

图 8-6　宜食食物

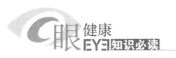

眼胀、头痛、恶心呕吐等不适需及时到医院复查，不得拖延就医时间。青光眼急性发作和感冒相似需要提高警惕及时就医。

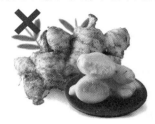
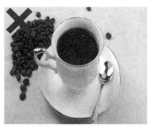

图 8-7　忌食食物

⑬青光眼如何治疗？

青光眼的治疗包括药物和手术治疗。药物的应用可增加房水的排出量，或者降低眼内房水的产生量。大多数患者应用药物能够安全地控制好眼压数年。青光眼的药物治疗有许多不同的强度和组合，具体需根据病情由医生来制定治疗方案。手术是另一种治疗青光眼的方法，主要包括激光手术和显微外科手术。

⑭激光治疗青光眼有哪些优势？

优势如下。（1）患者痛苦小，时间短，随做随走。（2）激光能量易控制，激光作用点精确，邻近组织损伤小。（3）术后反应轻，恢复快，并发症少，患者安全。（4）若激光手术效果不理想，不影响治疗的效果。

但是激光不能用于治疗所有类型的青光眼。

⑮青光眼手术后视力能提高吗？

青光眼手术后不能提高视力。任何青光眼手术的目的都是为了缓解难忍的症状和维持现有的视功能，而不是提高视力。但有些急性闭角型青光眼急性发作视力明显下降的，若及时手术，视力可能提高。

⑯ 青光眼会遗传吗？

青光眼是主要致盲眼病之一，有一定的遗传性。据调查，有家族史的发病率是无家族史的 6 倍左右，占整个发患者数的 13% ~ 47%。因此，有青光眼家族史的人群，更需注意定期检查眼睛，建议 50 岁后每年检查一次。

⑰ 青光眼能被根治吗？

青光眼是一种终身疾病，即使手术很成功，也需要长期监测眼压。当眼压正常，没有明显症状时，是不影响正常生活的，好比高血压患者终身服药，也不影响正常生活。青光眼是医学领域的一个难题，目前还没有一种治疗方法可以完全根治，需要终身维护。

⑱ 青光眼术前需要做哪些检查？ 主要的意义是什么呢？

术前检查包括：血常规、尿常规、A 超、B 超、凝血四项、梅毒、丙肝、艾滋病、乙肝五项、UBM、OCT、房角检查、眼压、综合验光、泪道冲洗、心电图、角膜内皮计数等，主要是专科检查，帮助医生选择与之相符的手术方式。另外，血液检查结果正常才能手术，以免术后出现感染。全身情况需稳定，因为眼科一般是择期手术，不是急诊手术，所以最好在身体状态比较好的情况下手术，当然急诊手术除外。

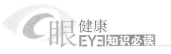

19 24 小时眼压监测的目的和方法是什么？

检查目的：有利于早期诊断青光眼和了解治疗后眼压情况，医生根据检查结果来判断在什么情况下用药。

检查方法为：24 小时内测量 7 ~ 8 次眼压，在医生规定的时间内进行，测量前要避免剧烈运动，情绪激动，不喝过热或者过冷的水（图 8-8）。

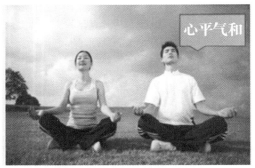

图 8-8　避免情绪激动

20 青光眼手术前您要做哪些准备？

（1）术前常规滴抗生素眼液，预防感染。如眼压过高应先给予降眼压处理，确保手术安全。

（2）高血压、糖尿病患者，病情控制稳定后再实施手术，若有服用高血压、糖尿病等内科药物，不可间断，请继续服用。

（3）术前做好个人卫生，酌情洗头、洗澡，注意保暖，防止感冒、咳嗽等。

（4）术前建议吃清淡易消化食物，勿饮酒吸烟，保持大便通畅。全麻患者术前禁食、禁水 6 ~ 8 小时。

21 青光眼术后需要注意哪些问题？

（1）保持乐观情绪，防止情绪低落，抑郁。

（2）饮食：合理调节饮食，要进易消化、清淡、营养丰富的饮食，以保证营养物质供给，提高组织修复力；切记不可"大补"，避免滤过性手术伤口关闭过快（图8-9），尽量不吃需要用力咀嚼的硬质食物，以免牵拉伤口

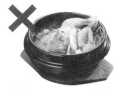

图8-9 不可大补

导致渗血。多吃水果、蔬菜等富含纤维的食物，保持大便通畅。

（3）卧位：选择健侧卧位或平卧位。避免头部活动。

（4）注意生活习惯：保持劳逸适度、睡眠充足等较好的生活习惯。手术早期避免活动，以免引起眼压升高，如用力排便、劳力工作、举提重物、连续咳嗽等。平时注意少量多次喝水，不能一次大量喝水超过300毫升，不宜喝浓茶、酒、咖啡等（图8-10）。

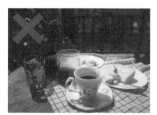

图8-10 忌食食物

（5）加强用眼卫生：手术后2周内禁止俯身洗头（可仰头洗发），避免揉擦眼睛，淋浴、洗头时要防止污水溅入眼内。不长时间阅读或者在暗处停留时间过长，室内光线要适宜，防止过强或者过暗，同时要按医嘱定时点滴眼药水，点眼前需要洗净双手。

（6）自我病情观察：若感到手术眼有疼痛不适、恶心、呕吐的现象，应随时向医护人员反映。手术后术眼会有少量血性渗出液，属于常见反应，勿需紧张。

（7）出院后1周、2周、1个月、3个月复诊，以后3至6个月来院复查，如有异常情况如虹视、视物模糊或视力减退等要随

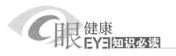
时就诊。

22 青光眼患者的饮食有哪些？

青光眼的患者，平时应多吃胡萝卜、鱼等，补充维生素 A 含量较高的食物。维生素 A 最好的食物来源是各种动物肝脏、鱼肝油、鱼卵、禽蛋等，胡萝卜、菠菜、青辣椒等蔬菜中的含量也高。给予高渗透性食物，如蜂蜜每日服用 100 ~ 150 毫升，分三次口服，能够改变血液和眼内房水的渗透压，从而达到降低眼压的目的（图 8-11）。避免辛辣刺激、高脂肪、高糖等食物，咖啡、浓茶易引起眼压增高。但需要少量多次饮水，每次喝水不超过 300 毫升，及时解小便排出身体多余的水分，以免影响正常眼压的调节。

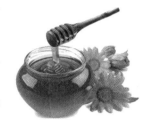

图 8-11　蜂蜜

23 青光眼患者的情绪变化对疾病有什么影响？

青光眼患者情绪激动时就会引起眼压升高，所以要学会控制好情绪，保持心情舒畅。

24 气候变化对青光眼疾病有什么影响？

青光眼的患者对环境温度比较敏感，气候变化大，温差大，大风，寒冷，季节变换的时候都要注意防止青光眼的发生。

25 青光眼的患者为什么谨慎散瞳？

青光眼患者一旦散瞳，房角变窄，房水会很难流出去，这样会导致眼压升高，诱发青光眼急性发作。一旦不小心点错了，就要立即冲洗眼睛，然后去医院。

26 青光眼患者的家庭护理有哪些方面？

（1）青光眼病友们的衣着要尽量宽松，最好不要系领带或穿高衣领的衣服，也不要系过紧的腰带，女性的文胸不要过紧。因为颈部的血管受压后会导致头颈部血流回流受阻，从而引起眼压高。

（2）在暗房停留时间不可过长，墨镜也不宜佩戴，避免诱发青光眼（图8-12）。

（3）要保持眼睛清洁，不要化妆，术后抵抗力变低易诱发眼部感染。

（4）术后不要用力揉眼睛，过度背重物，不要剧烈活动。

（5）如果眼压在术后过低，如< 5mmHg者，要限制日常活动多卧床休息，以免诱发严重的并发症。

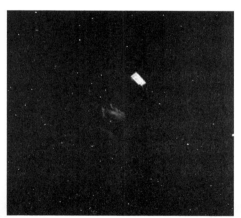

图 8-12　不宜在暗房停留

27 青光眼患者在家中怎么观察病情？

家中自己监测眼压，用食指触摸我们的鼻尖感觉它的硬度，如果食指触摸眼球的硬度一样，那我们的眼压正常。如果触碰时眼球坚硬如石头，出现虹视、视物模糊、眼红、眼胀，需立即来院就诊，不可延误病情。

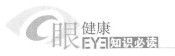
28 为什么青光眼术后不能吃"大补"的食物？

青光眼术后早期不宜"大补"，在青光眼手术中，医生会在患者的眼内和眼外做一个滤过通道。在术后早期，尤其是术后前3个月，医生们会想方设法让这个"伤口"不愈合。如果青光眼术后患者经常吃一些高蛋白的食品，甚至一些促进组织愈合的中药，就有可能导致滤过通道过早闭合，所以，青光眼手术后不宜吃"大补"食物。

29 青光眼术后为什么不能大量饮水？

青光眼和眼压高有关，一次喝水超过500毫升（医生的饮水实验）会导致眼内房水增多，房水排出速度减慢，眼内房水暂时变多而眼压升高。因此青光眼患者要注意控制单次的饮水量，不要超过500毫升，但是每天的总量和正常人一样。

30 青光眼术后患者为什么要按摩眼球？

眼球按摩应在合适时机进行。青光眼术后的早期按摩，能够有效消散阻塞于巩膜切口的血凝块和炎性渗出，中晚期按摩可使房水冲刷切口，防止关闭。眼球按摩有两种：预防性按摩和治疗性按摩。

31 青光眼术后需要拆线吗？

青光眼术后需要拆线，医生根据病情决定。一般在术后1周或者一个月拆线。

青光眼治疗后效果如何判断呢？

（1）缓解因高眼压带来的疼痛不适感。

（2）加深前房深度，排出房水，降低眼压。

（3）控制眼压至相对正常水平，尽可能保存现有的视力。

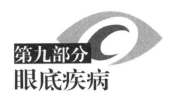

第九部分
眼底疾病

1 哪些是眼底疾病？

眼球分为眼前段和眼后段，以晶状体为界，晶状体以前称为眼前段，以后称为眼后段，眼底疾病是指眼后段的玻璃体、脉络膜、视网膜等部位发生的疾病，临床上统称为眼底疾病（图9-1）。

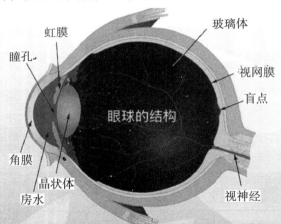

图9-1　眼球的结构

2 当眼睛出现哪些症状时需要考虑是眼底疾病？

当患者出现：一过性黑蒙，眼前突然有黑影飘动，看物体视野有缺损，看物体中央有暗区，视物变形、变小或变大，眼前有闪光感，视力突然下降或丧失等，出现以上症状时，应考虑是眼底疾病的可能。建议立即就医。

③ 什么是玻璃体，玻璃体有什么作用？

玻璃体是一种无色透明胶状物质，玻璃体填充于晶状体与视网膜之间，约占眼球内腔的4/5，没有血管，具有屈光、固定视网膜及支撑眼球的作用。

④ 什么是飞蚊症？

飞蚊症是一种眼科的常见症状，当注视白色物体或蓝色的天空时，可发现眼前有小点状、细丝状浮游物，有时闭眼亦可看到，但客观检查却不能发现任何玻璃体的病变，此种现象称为生理性飞蚊症；当玻璃体发生混浊，患者出现眼前持续的黑影，并且随眼球运动而飘动，影响到患者的日常生活和视觉质量，属于病理性的飞蚊症，目前有比较好的解决方案；当患者突感眼前一片漆黑，视线被遮挡等现象，可能产生了疾病，应尽快去医院就诊，查明原因，进行治疗（图9-2）。

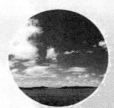
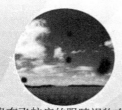
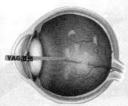

正常眼睛视物清晰　　患有飞蚊症的眼睛视物有黑影　　激光击碎"飞蚊"

图9-2　飞蚊症

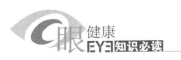

5 飞蚊症如何治疗？

目前治疗飞蚊症最先进的技术为玻璃体消融术，它能击碎玻璃体漂浮物使之分解并促进吸收，从而有效治疗飞蚊症。其优势是创伤小，无需住院，不影响患者正常生活和工作。适用于所有受到"飞蚊"困扰的患者。

6 什么是玻璃体消融术？

玻璃体消融术是针对玻璃体混浊的一种激光治疗方式。是利用激光把混浊的玻璃体汽化掉，玻璃体的组织大部分是水，所以汽化后很快被水代替，不会影响容量。一般只要是显微镜下可以看见的混浊物都可以处理。大部分患者激光后症状都明显好转。

7 什么是玻璃体积血？

玻璃体积血是指由眼外伤及视网膜血管性疾病引起的血液直接流入玻璃体，造成玻璃体积血（图9-3）。其临床表现为：（1）少量玻璃体积血时，眼前有黑影飘动或视物模糊；（2）大量玻璃体积血时，视力急剧下降，或仅有光感。

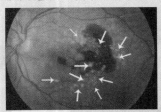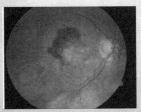

图9-3 玻璃体积血

8 哪些人群容易出现玻璃体积血，如何预防？

以下人群容易出现玻璃体积血：（1）眼外伤可能导致玻璃体积血；（2）血糖、血压控制不佳或高血压、糖尿病年数较长的患者；（3）长期从事重体力劳动、过度劳累及经常熬夜的人群等。

为防止玻璃体积血的发生，需做到以下几点：（1）应该积极控制好原发病，如高血压、糖尿病等；（2）预防眼外伤；（3）避免剧烈活动、重体力劳动及过度劳累等，特别是中年的患者，应注意劳逸结合，心情舒畅，减少因眼部微小血管破裂发生的出血。

9 发生玻璃体积血应该怎么办？

发生玻璃体积血时，应采取积极的治疗措施，方法有两种。第一，保守治疗：适用于出血量少的人群，可通过药物促进血液吸收等；第二，手术治疗：当出血量大的时候，需行玻璃体切除术。因大量的血液流入玻璃体后，血液难以吸收，会导致玻璃体变性及增殖性病变，引起牵拉性视网膜脱离。

10 玻璃体疾病患者的饮食要求？

中医治疗以清热利湿、滋补肝肾、健脾化痰为主。

饮食方面，宜多食含钙、碘丰富的食物，如海带、紫菜（图9-4）等深海产品，海带具有化痰、散结作用，有一定的改善玻璃体混浊的作用。

对于因玻璃体积血引起的混浊，食用含碘丰富的食物，也有利于促进玻璃体积血的吸收，利于病情的恢复。眼内的多种疾病要行玻璃体切割术，对于该类患者术后应进食清淡的易于消化的

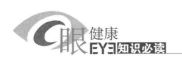

食物，多吃蔬菜水果，保持大便通畅，少食辛辣及易于引起腹胀的乳制品及豆类食物。

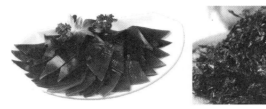

图 9-4　海带，紫菜

11 什么是视网膜脱离？

视网膜为眼球后部最内层组织，由神经感觉层与色素上皮层组成，当神经上皮层和色素上皮层之间存在的潜在间隙，因各种原因发生了分离，称为视网膜脱离，简称"网脱"（图 9-5、9-6）。其主要临床表现为：（1）飞蚊与闪光；（2）有时感到眼前有一层乌云般的黑影从一个方向朝视野的中央部推进；（3）视物模糊、视物变形；（4）视力突然下降；（5）眼压降低，眼球变软。

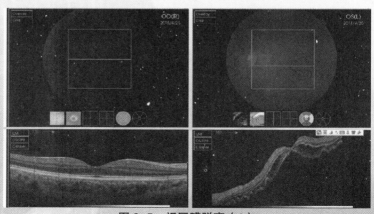

图 9-5　视网膜脱离（1）

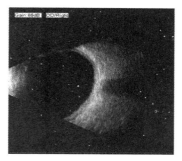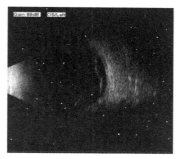

图 9-6　视网膜脱离（2）

12 哪些人群容易发生视网膜脱离？

一般来说，高度近视、患有先天性眼病、长期熬夜或过度用眼的人、眼球曾受过外伤、患有高血压或糖尿病等全身疾病的患者，是视网膜脱离高发人群。

13 视网膜脱离严重吗？

视网膜脱离非常严重，不能等待。视网膜脱离在眼科属于急症，一旦发现，应尽早治疗。越早治疗，视力恢复越好。一旦确诊，应减少活动。

14 发生视网膜脱离后该怎么治疗呢？

手术治疗是治疗视网膜脱离的唯一方法，一旦发生脱离，应尽早手术治疗，手术方法有两大类：一种是外路手术，如巩膜外加压手术等，二是内路手术，如玻璃体切除加注气或注油术等。玻璃体切除后不可再生，切除后医生会在眼内注入灌注液来代替，一般不会对眼睛有什么影响。

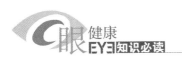
⑮ 视网膜脱离为什么有的患者是注气，有的患者是注油呢？

注气或注油是根据网脱面积的大小决定的。如果网脱面积较小，可以注气，一个月左右的顶压作用就可以使视网膜复位；如果网脱面积较大，就只能注油，必须长时间的对视网膜进行顶压，才能促使视网膜复位。

⑯ 视网膜脱离术前应该做好哪些准备？

（1）术前需洗头、洗澡，做好个人卫生；（2）注意保暖，预防感冒；（3）保证充足睡眠，放松心情是手术的关键；（4）尽量穿宽松前开扣、舒适的衣服，方便穿脱，避免术后碰撞术眼；（5）术前可正常饮食，适当控制饮水量，以免造成术中不适而影响手术；（6）如有原发疾病需要按时用药；（7）女性患者应避开月经期。

⑰ 视网膜脱离手术中该如何配合医生呢？

（1）情绪配合：术中注意放松心情，以免血压、心率不稳，影响手术；（2）服从医生的指令，配合手术；（3）感到胸闷、呼吸困难时，及时与医生进行沟通，切勿随意乱动，以免发生危险。

⑱ 视网膜脱离手术后应注意什么？

（1）手术后当天应尽量卧床休息，避免碰伤术眼；（2）手术后第二天适当下床活动，但应严格遵守卧位要求；（3）注意眼部卫生，勤洗手，防止感染；（4）出现眼胀、眼痛等不适症状时应及时报告处置（出院患者及时就医），以免延误病情；（5）合理饮食，均衡营养，促进伤口愈合；（6）调整好心态，以积极的态度治疗疾病；（7）避免诱发因素，防止视网膜再次发生脱离等。

⑲ 视网膜脱离术后体位的护理是怎样的？

视网膜脱离手术后大部分患者需要俯卧位，要求人眼与地面保持平行，也叫面朝下体位。俯卧位时将棉枕置于额下，不可压迫术眼，胸垫置于胸腹部下，适当调整位置，使患者俯卧位时达到最舒适的程度（图9-7）。俯卧位是促进视网膜复位的关键，所以网脱患者术后的体位护理特别重要。

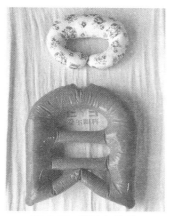

图9-7　棉枕与胸垫

（1）向患者讲明俯卧位的原理，提高患者的依从性。玻璃体切除术后，在眼内注入气体或硅油，顶压视网膜，使视网膜复位，是手术后恢复的关键，俯卧位可避免因气体或硅油与虹膜、晶状体接触引起并发症。

（2）帮助患者调整术后体位，使其舒适。指导患者定时变换体位，俯卧位、面向下坐位和面向下步行位交替进行，尽量减少因单一俯卧位引起的不适，原则上可每2小时变换一次（图9-8）；

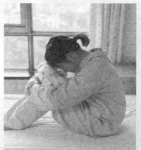
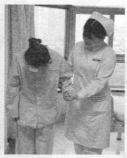
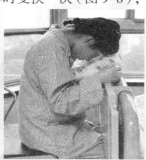

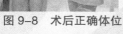

图9-8　术后正确体位

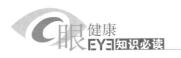

（3）帮助患者坚持体位。协助并指导家属为患者按摩，缓解因长期坚持体位引起的颈肩部及腰部的不适感，但只可采取揉捏的方式，不可捶、敲，以免震动导致视网膜脱离（图9-9）。

手术后的临床愈合期一般在一个月左右，这段时间是视网膜复位的关键时期，必须严格坚持卧位。但经过临床观察发现，采用硅油填充术的患者，俯卧位坚持3个月以上，网膜复位的效果更好；而采用注气术的患者，因气体会在有限的时间内自行吸收，更要严格坚持体位；所以建议患者尽量长时间的坚持卧位，多给予患者鼓励，指导患者听轻音乐、有声书，家属陪伴聊天，营造愉快的疾病恢复环境。

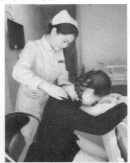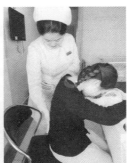

图9-9　帮助病人坚持体位

20 视网膜脱离手术后在饮食方面应该注意什么？

视网膜脱离手术以后，注意合理的饮食是尤为重要的。（1）手术后当日不宜吃过热的食物或者喝过热的饮品，以免血管扩张，导致出血；（2）饮食宜清淡，食用易消化、易吸收的食物，有利于伤口的修复，如财鱼汤、财鱼片等，各类青菜、鱼肉、瘦肉、鸡蛋、水果等要均衡摄入，保证营养的均衡；（3）防止便秘，多吃蔬菜，增加肠道容量，非糖尿病患者可食用香蕉、蜂蜜缓解便秘，以免排便时用力过度，导致视网膜再次发生脱离；（4）忌食硬性食物，如瓜子等硬性坚果类食物，建议水果切块，以免咀嚼肌过度用力，牵拉眼睛，导致视网膜再次脱离；（5）忌烟、酒等辛辣刺激性食物，以免引起血管收缩，而引起供血不足。

21 视网膜脱离手术后眼睛会出现哪些不适症状呢？

视网膜脱离手术后，少数人会出现异物感、流泪、眼部充血、眼睑肿胀、有少量血水流出等不适症状，均是术后常见的反应，一般不需做特殊处理，若手术后眼部疼痛、伴有眼胀、异物感明显等，应当及时报告，做相应处理。

22 视网膜脱离手术后，眼睛重度肿胀，应该怎么处理？

视网膜脱离手术后，引起眼睛肿胀的原因有两点：（1）手术创伤，由于手术的原因可能会引起局部组织水肿，这属于正常现象，几天后可自行消退；（2）卧位可能是引起眼睛肿胀的主要原因，由于长期的面朝下俯卧位，患者面部朝下，循环不畅，加上手术后组织反应，部分患者会出现明显的眼部肿胀，形似核桃，睁眼困难，患者比较焦虑，这时可采用局部热敷，促进血液循环，改善局部肿胀。如果有组织出血情况时，禁止热敷，以免刺激血管增加出血，加重病情。

热敷方法：用湿毛巾拧干敷于术眼，温度以不烫手为宜，时间不超过20分钟，注意水不可流入术眼；也可以应用眼部热敷眼罩，简单方便。

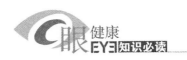
23 做完视网膜脱离手术后，眼睛反而看不见了，是怎么回事呢？

这种情况多见于玻切术后注气的患者，由于气体遮挡，患者眼前会有大雾的感觉，视物不清，患者心情往往会非常焦急，这时应多与医生护士沟通，了解原由，随着气体逐渐吸收，视物不清的症状会慢慢好转。

24 视网膜脱离手术后为什么会出现高眼压？

视网膜脱离手术后出现高眼压，是术后较严重、较常见的一种并发症，引起高眼压的原因如下。

（1）术后的炎症反应，使前房角水肿，房水排出不畅。

（2）硅油具有不可压缩性，硅油对睫状体的机械刺激也可使房水生成增多。

（3）术后体位不正确。因为气体和硅油的比重均小于水，如果术后仰卧位，则使虹膜前移，使前房狭窄或关闭，导致眼压升高。

经明确诊断为高眼压时，必须尽快处理，以免对视力造成严重的损害。治疗方法如下。（1）给予局部点降眼压眼液、静脉滴注20%甘露醇或口服尼目克司治疗；（2）前房穿刺放液，此方法可以快速降眼压，效果立竿见影；（3）手术治疗：①睫状体光凝（810激光），是一种睫状体破坏术，主要针对顽固性高眼压，是通过激光将一部分睫状体细胞破坏，使其无法生成房水，从而达到降低眼压的目的；②根据眼压升高的原因，再次手术拆除环扎物质、放出气体或取出硅油，直至眼压恢复正常；③对于以上方法均无法降低眼压者，可行引流阀手术。

25 视网膜脱离手术后患者的出院指导是怎样的？

（1）遵照医嘱严格体位要求。

（2）按指导进行眼药水的使用。

（3）按时复诊。一般术后一周必须到院复诊，其后复诊时间应询问医生，若出现眼部不适症状时，应及时到专业的眼科医院就诊。复诊时应带上门诊病历、出院小结和眼药水，以便医生了解病情和调整用药。

（4）注意诱发因素，防止视网膜再次脱离。①注意休息，不宜过度用眼；②不提不搬重物，不做剧烈运动，坐卧起床时动作应轻缓；③如乘坐汽车时，尽量坐在车的前部，不能乘坐摩托车，乘飞机遇起飞和降落过程或高空中遇气流发生颠簸时，要系好安全带，平稳地靠在座椅上，尽量避免头部震荡等，若为注气的患者，不得乘坐飞机；④天气变化时，做好保暖，预防感冒咳嗽，如遇咳嗽或打喷嚏时，应用舌头顶住上腭，避免突然大力咳嗽，牵拉眼睛；⑤防止便秘，以免用力导致网脱；⑥防止眼部碰撞及受伤。

26 视网膜脱离手术出院后，当出现以下症状时该怎么办？

视网膜脱离手术后多为一周内出院，出院后如果出现以下典型症状：眼痛、眼胀、头疼，伴有恶心呕吐等，很有可能是高眼压，长时间持续的眼压升高会导致视神经不可逆的损伤，严重危害术后视力的恢复，应立即采取以下措施。

（1）保持正确卧位：术后体位控制是手术成功的关键，也是降低高眼压发生率的关键。若长期卧位姿势不正确，会使填充物偏离被顶压部位，导致眼压升高，术后恢复差，从而影响手术效果。

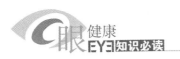
（2）控制饮水量：应嘱患者少量多次饮水，以免短时间内大量水分吸收入血，使房水随之增加，一般饮水量一次不超过300毫升。

（3）按出院指导，尽快使用降眼压的眼药水点眼治疗，达到降压效果。

若仍然得不到改善，请尽快到医院就诊，以免延误病情。

27 视网膜脱离手术后多久可以把硅油取出来？

临床上一般最佳取油时间是3～6个月，如果硅油长期不取会乳化，堵塞小梁网引起眼压升高，若有特殊情况应遵从医嘱。

28 为什么硅油取出后会出现眼压偏低或偏高的情况？

大部分患者取油后会出现眼压先低后高的情况，主要是因为硅油的作用使房水分泌减少，导致眼压低，一般通过眼睛自身的调节和医生用药干预，都可以恢复正常，部分患者可能在这个过程中眼压升得过高，多见于高度近视、眼外伤或房角功能不好的患者，一般通过眼睛自身的调节作用和使用降眼压眼药都可以恢复正常。

29 为什么硅油取出后眼前会出现一些"小圈圈"、"小气泡"？

一般硅油取出术后都会残留少许小油珠，取油手术就好像是清水洗碗，油是不可能完全取净的，一般不会有什么影响，不需要药物治疗，但需要慢慢适应。

30 硅油取出后可能再次注油或注气吗？为什么？

硅油取出后也有可能再次注油或注气。硅油填充术后，如果原本眼底组织情况差，网脱面积大，没有按照要求卧位和休息等，均有可能导致视网膜没有完全复位，根据视网膜没有复位的部位及面积，会考虑再次注气或注油。

31 硅油取出后，过一段时间眼睛又出现视物模糊是什么原因呢？

出现这种情况，应尽快到医院就诊，可能是发生了白内障，需要找专业的眼底医生做白内障手术，植入人工晶体，若视网膜复位良好，大部分患者视力都会得到比较好的改善。

32 什么是糖尿病性视网膜病变？

糖尿病性视网膜病变主要是胰岛素代谢异常，引起眼组织、神经及血管微循环改变，造成眼的营养和视功能的损坏，简称糖网（DR），是糖尿病最常见的并发症之一（图9-10）。

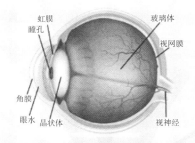

正常视网膜血管

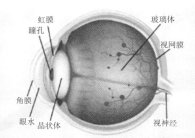

早期糖网的血管渗漏、出血
（影响阅读）

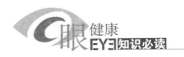

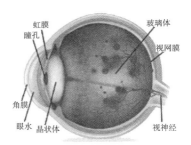

晚期糖网视网异常血管增生，
正常血管破坏严重（视力严重下降）

图 9-10 糖尿病性视网膜病变

33 糖尿病性视网膜病变有哪些症状？

糖尿病性视网膜病变的早期可以无症状，视力也无变化。在疾病进展之后，可出现视物模糊，黑影飘动，甚至完全看不见。糖尿病性视网膜病变是主要致盲眼病之一，不及时干预治疗，会导致视力严重下降，甚至完全失明。建议患有糖尿病的人群，应定期到医院进行眼底检查。

34 糖尿病性视网膜病变能预防吗？

糖尿病性视网膜病变不能全部预防，但能控制该病的进展。研究表明，长期控制血糖在正常范围可延缓视网膜病变的发生和发展。

35 糖尿病性视网膜病变应该怎么治疗，需要手术吗？

（1）药物治疗：①长期控制血糖；②降低血脂；③控制血压；
（2）激光治疗：激光治疗被认为是治疗糖尿病性视网膜病变的有效方法，临床试验证明，激光治疗有两个方面的作用，一是导致新生血管退化并阻止再生，二是减轻黄斑水肿。（3）手术治疗。手术宜早，不能拖，一般出现玻璃体积血、增殖膜或伴有视网膜脱离时，应尽早手术。

36 糖网患者出院后应注意什么？

糖网患者出院后的家庭保健也是很非常重要的，要严格做到以下几点。（1）控制好血糖是根本，要积极学习糖尿病相关知识，第一，控制饮食，合理分配好一日三餐的饮食，第二，正确用药，防止低血糖及高血糖的发生。（2）定期进行眼底检查，及早发现问题，及早处理，阻止眼底病变的进一步发展。（3）眼部用药，按医生指导使用。

37 糖尿病性视网膜病变患者在饮食上应该注意什么？

糖尿病性视网膜病变患者饮食有"三宜""三不宜"。

"三宜"。（1）宜吃五谷杂粮，如荞麦面、燕麦片、玉米面、紫山药等，以粗粮、低糖、低淀粉的食物以及蔬菜等做主食。（2）宜吃豆类及豆制品，能降低血清胆固醇及甘油三酯。（3）宜吃苦瓜、黄瓜、西红柿、洋葱、香菇、柚子、南瓜等，可降低血糖（图9-11）（图9-12）。

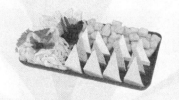

图9-11 豆制品

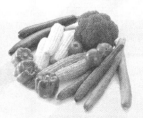

图9-12 蔬菜

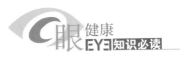

"三不宜"。（1）不宜吃稀饭、各种糖类、蜜饯、水果罐头、果汁及无糖饼干，这类食物含糖量高或含有大量淀粉，食用后易出现高血糖。（2）不宜吃含高胆固醇的食物及动物脂肪。（3）不宜吸烟饮酒。

糖尿病性视网膜病变患者食谱推荐。早餐：可食用鸡蛋一个，无糖牛奶一杯，青菜包子一个；中、晚餐：以青菜或粗粮为主食，米饭2两、鱼肉、瘦肉少量摄入；若两餐之间有饥饿感，可食用水果一至两片，黄瓜和西红柿随时可以吃，不限量。临床观察这种食谱对控制好患者的血糖非常有帮助，既保证了营养，又不会导致血糖升高，深受患者欢迎（图9-13）！

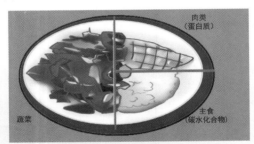

图9-13　糖尿病性视网膜病变病人食谱

38 什么是黄斑中心凹？

黄斑中心凹是一个正常的解剖结构的名称，位于视网膜后极部，是视力最敏感区，临床上常称为黄斑，人眼视物主要依靠黄斑的功能（图9-14）。

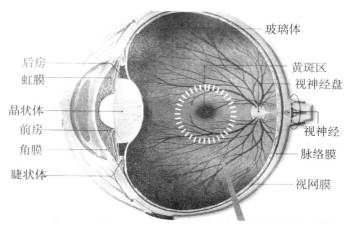

图9-14　黄斑中心凹

标注文字：
玻璃体
后房
虹膜
黄斑区
视神经盘
晶状体
前房
角膜
视神经
脉络膜
睫状体
视网膜

39 什么是黄斑前膜？

　　黄斑前膜是发生于视网膜内界膜与玻璃体膜两个临界面之间，以细胞增殖的形式而引起黄斑区表面纤维膜形成为主的一种病变（图9-15）。其临床表现为：（1）轻者无症状，中心视力轻微降低；（2）重者视物变形、变暗，视力降至0.5以下；（3）有眼前飞蚊现象。

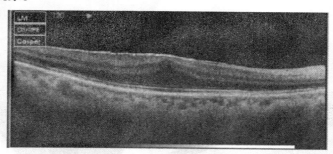

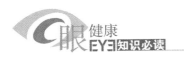
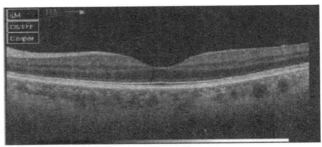

图 9-15　黄斑前膜

40 黄斑前膜如何治疗?

黄斑前膜的治疗:(1)视力较好时,无需手术治疗,定期随访观察;(2)视力下降且伴有并发症时,可行玻璃体切除手术剥除前膜。手术时机的选择:当视力减退至 0.5 或以下、视物变形、视网膜脱离术后前膜稳定无活动性收缩、视力较好但荧光造影检查显示荧光渗漏及黄斑水肿应手术。术后效果通常与手术时机、黄斑功能有关;目前临床观察,做完手术后大部分患者效果较好,视力得到改善和稳定。

41 黄斑前膜怎样预防?

黄斑前膜的预防也非常重要,患者应当做好"三防",即防辐射、防强光、防紫外线,否则可能造成慢性的晶状体的损伤,导致黄斑前膜。因此,应避免长时间暴露于强烈的阳光、灯光及多种其他辐射线下。在户外时,可戴上墨镜或遮阳帽,以免辐射直达眼睛。

42 什么是黄斑裂孔？

是指发生于黄斑区的视网膜裂孔，为各种原因造成黄斑区视网膜组织的损伤，在视网膜内界膜至感光细胞层发生组织缺损，形成裂孔。其临床表现为视物变形，看到的物像比真实物体缩小或增大，直线的门窗框架，视为弯曲、倾斜等，OCT 检查可以明确诊断（图 9–16）。

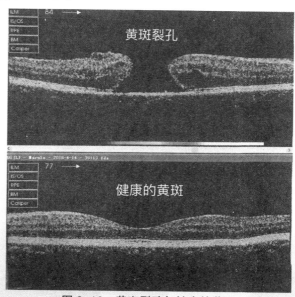

图 9–16　黄斑裂孔与健康的黄斑

43 为什么会发生黄斑裂孔？

除特发性黄斑裂孔外，其它原因所致者病因均较明确，如外伤、高度近视、炎症、视网膜变性类疾病、黄斑前膜等。

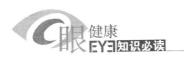
44 黄斑裂孔治疗方法是什么？

部分外伤性黄斑裂孔在早期可出现自发性闭合，其他原因形成的都必须进行手术治疗，目前临床采用玻璃体切除术加内界膜翻转等手术方式，大约有90%以上黄斑裂孔的患者均能得到治愈，并且视力有了明显的改善或提升，但裂孔闭合需要时间。

45 什么是中心性浆液性脉络膜视网膜病变（CSC）？

中心性浆液性脉络膜视网膜病变（CSC），简称"中浆"，是由于视网膜色素上皮层功能损害，形成以黄斑部或附近视网膜神经上皮局限性浆液性脱离为特征的常见黄斑疾病。好发于中青年男性，危险因素有长期精神紧张、劳累、睡眠不足，属于自限性疾病。临床表现为视物模糊、变形或变色，病程持续约3～6月，无特殊治疗，可自愈。本病有复发倾向，过度疲劳容易复发，如反复发作视力将不能恢复。

46 "中浆"了，怎么办？

如果得了中浆，目前尚无药物证实有确切的疗效。一线治疗是观察。其次是保证充足的睡眠，消除紧张的情绪，放松心情，避免过度劳累及用眼，增强抵抗力，停用肾上腺皮质激素及血管抑制剂，90%的患者能自愈。经2～3个月的观察，症状若不消失，考虑给予光动力治疗（PDT），有助于液体吸收，恢复视力。

47 什么是光动力疗法？

光动力疗法（photodynamic therapy, PDT）是将一种无毒性的光敏剂，注入血管中，使其随血液流动到达并积聚在病灶处，然后以特定波长的非热能激光照射病灶，产生光化学效应，使病灶有机体细胞或生物分子发生机能或形态变化的一种治疗方法（图 9-17）。

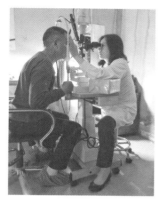

图 9-17　激光治疗中

48 光动力疗法的注意事项有哪些？

（1）治疗前：需要准备墨镜、手套、穿长袖衣裤、带避光帽（图 9-18）。

（2）治疗中：避免药物外渗，并密切观察有无不良反应。

（3）治疗后：5～7 天避免强光照射，以免发生过敏现象，导致灼伤。

（4）饮食指导：慎食芹菜，香菇，茄子，菠萝等光敏感性食物。

（5）定期复查。

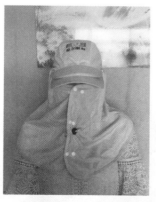

图 9-18　避光帽

49 什么是年龄相关性黄斑变性（AMD）？

年龄相关性黄斑变性（AMD）也称老年性黄斑变性，为黄斑区结构的衰老性改变。患者多为 50 岁以上，双眼先后或同时发病，

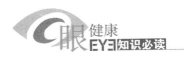

视力呈进行性损害。AMD 是人体眼部老化的体现，就像人老了，头发会变白，皮肤会长皱纹一样。主要表现为视物变形，眼前黑影，中心暗点，中央视力下降等症状（图 9-19）。

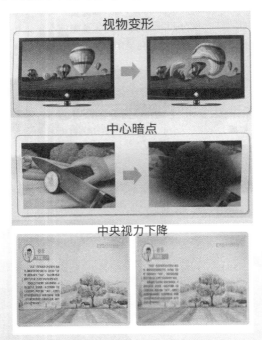

图 9-19　年龄相关性黄斑变性表现

50 年龄相关性黄斑变性有分型吗？

年龄相关性黄斑变性有分型，通常分为干性和湿性，干性较为常见，视力下降缓慢，患者不易察觉，因此需要经常交替检查双眼视力，如果出现视物模糊，应该去专业的眼科医院进行全面的眼底检查。

51 如何早期发现年龄相关性黄斑变性（AMD）？

要早期发现年龄相关性黄斑变性（AMD），可以备阿姆斯勒（即Ampler）表在家里应用。Amsler 表检查是快速、经济地评价年龄相关性黄斑变性体征的一种方法，它对评价中心视力良好的患者很有价值。每次检查时把方格表放在视平线 30 厘米处，光线要充足，日常佩戴眼镜者要佩戴原有眼镜检查，老年人佩戴老花镜检查。先遮盖一眼，用另一眼观察 Amsler 表，如出现扭曲变形，部分缺损，中心暗点模糊不清即为异常。双眼轮流进行检查（图 9-20）。

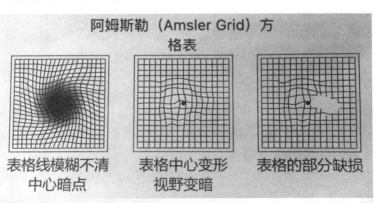

图 9-20　阿姆斯勒表

52 年龄相关性黄斑变性的治疗？

（1）药物治疗，如使用抗 VEGF 类药物，代表药物为雷珠单抗，是一种血管生成抑制剂，公认可治疗年龄相关性黄斑变性，此药需在手术室行球内注射，3 针一个疗程，每月注射 1 次，1 疗程后，75% 的患者视力可以提高，部分患者可能需要 4、5 针才能获得视力的改善。（2）激光治疗。（3）饮食治疗，平时可多吃含有叶黄素的食物，如玉米、胡萝卜等，对病情也有一定的帮助。

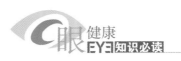

53 年龄相关性黄斑变性的饮食应注意什么?

国外一些研究表明,多食富含这类具有抗氧化作用的维生素,对已经患有老年性黄斑变性的患者也具有延缓病程进展的作用。维生素 A、C、E 在很多蔬菜和水果的含量比较丰富,如橘子、芒果、猕猴桃、西红柿、辣椒、胡萝卜等。

老年黄斑变性可能多与年老脾肾虚弱有关,可以多吃大枣、桂圆、枸杞子(图 9-21)。

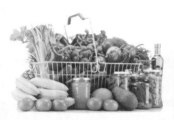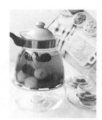

图 9-21 宜食食物

54 什么是视神经炎?

视神经炎是视神经任何部位发炎的总称。临床上根据病变部位不同,将视神经炎分为球内和球后两种。其临床表现为视力下降,眼球疼痛,瞳孔对光反射迟钝或消失。

55 患了视神经炎如何治疗与预防?

视神经炎的治疗方法:(1)扩张微循环治疗;(2)糖皮质激素治疗;(3)营养神经药物治疗等。其预防措施为:(1)合理用眼,不要长时间看电脑及手机,不能熬夜等;(2)增强抵抗力,多锻炼。

56 何谓原发性视网膜色素变性？

原发性视网膜色素变性是一组遗传性眼病，属于光感受器细胞及色素上皮营养不良性退行性病变，早期主要临床表现为夜盲，进行性视野缩小等，通常双眼发病，最常见于儿童或青少年期起病，至青春期症状加重，到中老年时因黄斑受累视力严重障碍而失明。

57 原发性视网膜色素变性饮食护理？

原发性视网膜色素变性是一组进行性营养不良性视网膜退行性病变，为眼科的难治之症，但可以通过饮食调节延缓疾病的病程。患者可多食动物肝脏、瘦猪肉、鱼类等高蛋白食物（图9-22）。

饮食要尽量清淡而有营养。少饮茶，一般来说，眼病患者适合熟、软、易消化的食物，应忌烟、酒、炸、烤、辛辣等食物（图9-23）。总之，搭配合理、均衡的膳食结构及健康的生活习惯，对眼病患者的康复及视力的提高具有重要意义。

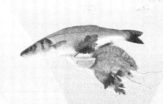 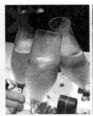 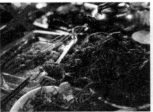

图 9-22 宜食食物　　　　图 9-23 忌食食物

58 什么是葡萄膜炎？

葡萄膜炎是一种常见而又重要的致盲眼病，指葡萄膜组织受到炎性因子作用而发生的炎症，主要累及葡萄膜、视网膜、视网膜血管及玻璃体。多见于青壮年，与自身免疫性疾病有关，具有

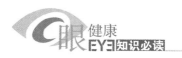

病程长易反复发作的特点。

59 前葡萄膜炎有哪些症状？

前葡萄膜炎包括虹膜炎、虹膜睫状体炎和前部睫状体炎三种类型。它是葡萄膜炎中最常见的类型，占我国葡萄膜炎总数的50%左右。急性炎症可出现眼红、眼痛、畏光、流泪、视物模糊等症状。因此，建议多休息，避免劳累，加强营养，提升免疫力，少用眼，保持眼部清洁。

60 虹膜炎是红眼病吗？

虹膜炎不是红眼病，虹膜炎发病初期和红眼病的症状是一样的，都是会出现白眼珠变红现象。它们的区别如下表。

	虹膜炎	红眼病
发病部位	虹膜	结膜
外观	重度红	白眼珠红
分泌物	无	多
传染性	无	有
疼痛	有	无
治疗	散瞳，非甾体抗炎	抗生素
危害	影响视力	对视力不影响

61 特殊类型的葡萄膜炎有哪些？

特殊类型的葡萄膜炎有：Vogt-小柳原田综合征、Behcet-白塞氏病（皮肤-黏膜-眼综合征）、交感性眼炎、急性视网膜坏死综合征。

62 何谓 Vogt- 小柳原田病（VKH）？

Vogt- 小柳原田综合征是以双侧肉芽肿性全葡萄膜炎为特征的疾病，常伴有脑膜刺激征、听力障碍、白癜风、毛发变白或脱落。也称为"特发性葡萄膜大脑炎"，Vogt- 小柳原田综合症，是国内常见的葡萄膜炎之一。

63 何谓 Behcet－白塞氏病？

Behcet－白塞氏病是一种以复发性葡萄膜炎、口腔溃疡、皮肤损害和生殖器溃疡为特征的多系统受累的疾病，也是国内葡萄膜炎中常见的类型之一。

64 何谓交感性眼炎？

交感性眼炎是指发生于一眼穿通伤或内眼手术后的双侧肉芽肿性葡萄膜炎，受伤眼被称为诱发眼，另一眼则被称为交感眼。

65 何谓急性视网膜坏死综合征？

急性视网膜坏死综合征是一种由病毒感染引起的眼部疾病，典型的表现为视网膜坏死、以视网膜动脉炎为主的视网膜血管炎、中度以上的玻璃体混浊和后期发生的视网膜脱离。

66 患了葡萄膜炎如何治疗？

患了葡萄膜炎首先应针对全身病进行病因治疗，其次对症治疗，遵医嘱给予睫状肌麻痹剂，非甾体抗炎药糖皮质激素，必要

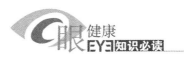
时给予免疫抑制剂等，及早发现，及时诊治，能得到较好的治疗效果。

67 如何正确应用"激素"？

（1）按时用药。指导患者空腹每晨一次。因为内源性糖皮质激素的分泌昼夜节律性比较明显，午夜时含量最低，清晨时 7 ： 00–8 ： 00 含量最高，这样不但可增加疗效，而且不打乱人体正常分泌皮质激素的节奏，从而降低激素应用过程中出现的不良反应及停药反应的发生概率。

（2）按量用药。不宜突然停药或减量过快，可导致原有病症复发或加重，即反跳现象。

（3）联合用药。遵医嘱给予胃黏膜保护药及补钾补钙辅助药，对失眠者可适当口服镇静催眠药。

（4）观察用药后不良反应。定期进行肝、肾功能，血常规、尿常规的检查，另外糖皮质激素全身应用可引起多种副作用，在使用过程中要检测患者血糖、血压、体重、眼压，观察患者精神状态、睡眠、食欲、大便情况，注意有无腹痛、黑便出现，防止胃溃疡出血。

68 葡萄膜炎患者服用糖皮质激素药期间的自我观察及护理？

（1）局部应用糖皮质激素可以抑制炎症反应，但可能出现青光眼、白内障、黄斑水肿等并发症。应注意观察眼压和眼部变化，应特别警惕发生激素性青光眼。长期全身用糖皮质激素的患者，不能自行突然停药，应按医嘱逐渐减量以防病情反跳。要注意观察副作用，如胃溃疡、十二指肠溃疡、向心性肥胖、骨质疏松等。

（2）注意胃肠的反应，如出现呃逆、胃痛、黑便要立即到医院复诊。

（3）自我检测血压、体重、精神意识变化，如出现感觉障碍，情绪不稳定应及时向医生反映。

（4）宜食用低盐、高钾食物、适当限制水的摄入量。

69 葡萄膜炎的健康指导？

（1）本病易反复发作，因此应指导患者戒烟酒，季节变换时注意预防感冒，降低葡萄膜炎复发概率。（2）保持情绪稳定、心情舒畅，树立战胜疾病的信心，积极配合治疗，促进疾病的康复。（3）如明确有过敏物质，应避免与过敏原接触。饮食宜营养丰富、低脂、低胆固醇，多吃新鲜水果、蔬菜等丰富维生素食物，少吃海鲜等高蛋白食物。（4）出院后按医嘱用药，切忌自行停药，应用激素患者，注意监测不良反应，如有不适及时就诊。

70 什么是视网膜中央动脉阻塞（CRAO）？

视网膜中央动脉阻塞（CRAO）是指视网膜动脉血管发生阻塞，血液循环受阻，导致视网膜急性缺血，是眼科致盲的急症之一，表现为缺血眼突然发生无痛性失明，该病的人群发病率约万分之一（图9-24）。

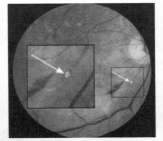

图9-24　视网膜中央动脉阻塞

71 发生视网膜动脉阻塞如何自救？

视网膜动脉阻塞，俗称"眼中风"，一旦发生视力突然无痛

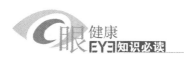

性显著下降应立即就医，就医过程中可以用手指按摩眼球，持续压迫眼球 10 ～ 15 秒，然后突然放松，这样不断重复，可以提高视网膜血流灌注量，为抢救争取宝贵时间。视网膜动脉阻塞是眼科致盲急症，阻塞在 1 小时内解除，视功能多可恢复；阻塞在 3 ～ 4 小时以内解除，中心视力多数不能恢复；阻塞时间持续在 4 小时以上，恢复十分罕见，及时诊治是恢复视功能的关键。

72 患者出现不良情绪对"视网膜动脉阻塞"有何影响？

视网膜动脉阻塞起病急，患者视力突然丧失，患者一时间很难接受这个现实，因此出现不同程度的恐惧，紧张，焦虑等心理应激反应，会引起血管活性物质分泌增加，小动脉痉挛，从而加重视网膜缺血、缺氧，加重病情。医护人员需保持镇静，在快速抢救的同时，安抚患者，稳定情绪，让患者明白不良情绪会直接影响治疗效果，取得患者的主动配合。

73 视网膜动脉阻塞的病因及自觉症状有哪些？

视网膜动脉阻塞多见于 50 岁以上的患者，伴有动脉硬化、高血压病史。亦可见于手术中或术后的持续高眼压、眶内高压等情况。常表现为患者突然无痛性视力急剧下降，甚至丧失光感，发病前可有一过性视物不清。

74 视网膜动脉阻塞的治疗？

视网膜动脉阻塞是眼科急诊，需争分夺秒抢救视力。治疗原则是扩管、解痉、降压、吸氧等。发生动脉阻塞后立即反复按摩眼球，以改善眼部灌注。由于个体差异及眼部情况不同，需要及时就医，医生检查后根据病情进行治疗。

75 什么是视网膜静脉阻塞（RVO）？

视网膜静脉阻塞（RVO），是指视网膜静脉内血流的急性梗阻，简称"静阻"。是仅次于糖尿病性视网膜病变的第二位最常见的视网膜血管病。多为单眼发病，发病年龄大于 50 岁。根据阻塞部位不同分为视网膜中央静脉阻塞（CRVO）和视网膜分支静脉阻塞（BRVO）。

76 视网膜静脉阻塞的病因及自觉症状？

视网膜静脉阻塞的病因有多种，与血管壁的改变、血液流变学和血流动力学相关，同时受眼压和眼局部病变影响。多为单眼发病，患者发病时多突然出现无痛性视力下降，从眼前少许黑影降至几乎全部失明。

77 视网膜静脉阻塞如何治疗？

发生视网膜静脉阻塞应针对全身病进行病因治疗，如控制血糖，血压，冠心病等。局部可行视网膜光凝，玻璃体腔内注射。

78 什么是高血压性视网膜病？

高血压性视网膜病是指高血压引起的视网膜小动脉收缩，随着病情加重和时间推移，导致视网膜出现渗出、棉絮斑和浅层出血等。

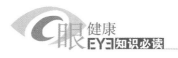

79 高血压视网膜病饮食要求？

高血压视网膜病变是高血压引起的视网膜病变之一，建议患者多吃新鲜蔬菜水果，饮食要清淡，注意低脂、低钠、低糖饮食，不宜食用动物内脏，可适当吃些鱼类（图9-25）。

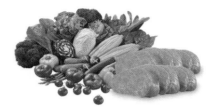

图 9-25　宜食食物

80 什么是眼内炎？

眼内炎通常是由于细菌或真菌引起的玻璃体感染性炎症，当炎症累及巩膜或眶外组织时，称为"全眼球炎"。其主要表现为剧烈的眼部疼痛，视力急剧下降，甚至仅为光感，同时伴有畏光、流泪等刺激症状，眼睑红肿，球结膜充血水肿等。眼内炎是一种极为严重的眼科急症，及早发现，及时诊治非常重要（图9-26）。

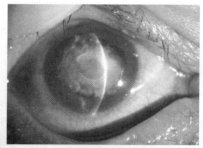

图 9-26　眼内炎

81 眼内炎发生的原因有哪些？

发生眼内炎的原因分为两种，一种为外源性眼内炎，主要是由眼球破裂伤引起，如外伤等，其次为内眼手术后；另一种为内源性眼内炎，主要是体内感染病灶经血液循环转移至眼内的结果，全身免疫力低下等多种因素为诱因，如全身感染、免疫性疾病、代谢性疾病等。其致病菌分为细菌和真菌两类。

82 眼内炎如何治疗？

眼内炎要及早治疗，尽快消灭病原体，迅速控制免疫反应。主要治疗有：（1）药物治疗，早期抗生素局部点眼加全身治疗，明确致病菌，及时给予球内注射药物控制病情；（2）手术治疗，主要是针对病情发展快的患者，需及早进行玻璃体切割手术，并注入硅油，阻止病原菌的生长及繁殖，控制眼内炎的发展。

83 怎样预防眼内炎的发生？

由于眼内炎是一种最为严重的眼科急症，因此预防眼内炎尤为重要，具体预防措施如下。

（1）保持眼部及手部卫生，注意不要用脏手触碰或揉擦眼睛，以免造成眼部感染。

（2）加强营养，提升自身抵抗力，防止因免疫力低下而造成眼部感染。

（3）医疗操作中严格遵循无菌操作原则。

（4）进行危险工作时，做好相应的眼部防范，防止眼部受到外伤等。

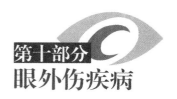

第十部分
眼外伤疾病

1 什么是眼外伤?

眼外伤是指由于机械性、物理性和化学性的外来因素作用于眼部,造成视觉器官结构和功能的损害。

2 常见的眼外伤分类与自救是怎样的?

常见的眼外伤分为两类:机械性和非机械性(图 10-1、10-2、10-3)。

（一）机械性眼外伤自救

（1）眼球钝挫伤:是由机械性的钝力直接伤及眼部,造成眼组织的器质性病变及功能障碍。

自救:不可用手揉眼,当无伤口时,应选用清洁的湿毛巾冷敷,减少渗液和出血,预防组织肿胀;当形成伤口时,应用清洁的湿毛巾遮盖眼球,保护眼内容物。

（2）眼球穿通伤:是由锐器的刺入、切割造成眼球壁的全层裂开,伴或不伴有眼内损伤或组织脱出。以刀、针、剪刺伤等较常见。

自救:同眼球钝挫伤。

（3）眼异物伤:分为眼球外异物和眼内异物。

眼球外异物自救:如角膜异物,避免揉眼,可用清水冲洗,症状未缓解者，需及时到医院就医。

眼内异物自救：如钉子、筷子等进入眼内，头部制动，切勿自行拔出，应及时到医院就诊。

（二）非机械性眼外伤自救

（1）眼化学伤：由于化学物品的溶液、粉尘或气体接触眼部所致。多发生于化工厂、实验室或施工现场、工地等，也发生在日常生活中错点的各种液体。

自救：用大量清水或其他水源反复冲洗，冲洗时尽力睁开眼睛或用手把上下眼睑拉开对着水源缓慢冲洗结膜囊，至少30分钟以上，彻底清洗结膜囊中的化学物质，若有固体颗粒如石灰渣，应该在冲洗前用棉签或夹子取出，以免石灰遇水放出热量而灼伤眼睛。紧急处理完后立即送往医院救治。

（2）光辐射伤：电焊和气焊的弧光、紫外线灯、烈日的海滨和高原、雪山的日光反射都可以产生大量的紫外线，眼睛在没有任何的防护时接触后容易引起电光性眼炎，尤以电焊工为多见。主要症状多为角膜上皮受损，患者感觉眼痛，怕光，眼睛难以睁开，眼痛犹如许多沙粒进入眼睛一样，视物很模糊。

自救：闭眼，可冰敷减轻疼痛，应立即到医院就诊。

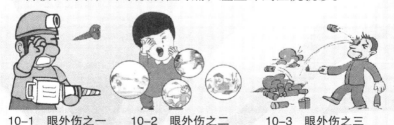

10-1　眼外伤之一　　　10-2　眼外伤之二　　　10-3　眼外伤之三

③ 眼外伤患者出院之后应该注意哪些呢？

（1）出院后根据眼部情况，一般建议出院第一周后应在门诊

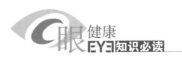
进行常规复查一次，根据眼部情况调整用药和询问医生下次复查时间。

（2）一个月内注意术眼不要进水，避免感染。

（3）按要求用药，若出现视力突然下降，眼部疼痛难忍等异常情况应及时就医。

（4）加强营养，食用优质的蛋白质和丰富的维生素，可促进伤口的快速愈合。

（5）小儿应加强安全知识和自我保护意识的教育，避免再次受伤。

4 一只眼睛受伤后会累及另一只眼睛吗？

一只眼睛受伤后可能会累及另一只眼睛。如果一只眼睛发生了开放性损伤，眼球一旦破裂，就可能发生交感性眼炎，受伤眼称为诱发眼，未受伤眼称为交感眼，其病因与免疫相关，发病率低，为3‰~4‰，糖皮质激素是治疗的有效方法，早期治疗可预防失明。

5 交感性眼炎如何预防？

首先应正确处理穿通伤口，将眼内异物取尽，使嵌入伤口内的组织复位，紧密缝合眼球，有效地控制眼内炎症；如受伤严重，眼内容大部已脱出，视力已完全丧失且无任何恢复希望者，应立即行眼球摘除；对伤后眼球已萎缩、眼部炎症持续不退、刺激症状明显且无视力恢复希望者，宜行眼球摘除。交感性眼炎虽然后果严重，但患者如果得到早期积极预防和治疗，仍可挽救部分视力。

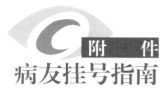

附件
病友挂号指南

尊敬的病友：

　　您好！

　　欢迎您到医院来就诊！您可以自由选择为您治疗的医生，一楼门诊大厅有医生简介。您也可以向导医护士咨询。导医的护士会指导您如何选择医生，您选好就诊的科室和医生后，就可以到挂号处挂号了。

　　如果您不知道应该选择哪个科室就诊，请查看下面的介绍。

　　屈光专科（准分子）：年满 18 周岁的近视眼患者，如果欲摘掉近视或近视散光眼镜，尤其是想报名参军，报考公务员、空姐等职业岗位的有志青年，以及追求更完美外貌的小伙子和小姑娘请首先挂号屈光科。

　　角膜病专科：主要的临床表现有眼红，眼痒，眼干涩，眼痛，畏光流泪，眼部有分泌物，黑眼珠或白眼球上新生物，结膜炎，角膜炎或角膜溃疡，翼状胬肉，干眼症，角膜白斑欲做角膜手术者请首先挂号角膜科。

　　青光眼科：主要的临床表现有突发眼红、眼痛，并伴头痛、恶心呕吐，视力急剧下降，眼压高。视力慢慢下降，眼胀痛，眼压高请首先挂号青光眼科。

　　白内障专科：如果视力随年龄下降，瞳孔呈白色，影响工作

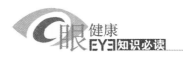
或生活请尽快挂号白内障专科。

眼底病专科：眼睛的外观无异常，眼不红，但视力差。高血压或糖尿病患者突发视力下降。主要表现为眼前有黑影飘动或有暗影。请尽快挂号眼底病专科。

眼睑眼眶病科：内翻倒睫，眼睑红肿或有包块，眼睑缺损，小眼睑，上睑下垂，眼球萎缩或葡萄肿，眼球突出，甲状腺相关眼病，眼肿瘤可挂该科。

医学美容：双重睑，去眼袋，绣眉，去色素斑，除皱，填充皮肤凹陷，美白，治疗眼睑痉挛可挂该科。

泪道病专科：流泪，溢脓可挂该科。

斜弱视与小儿眼科：小儿屈光不正，弱视训练，斜视矫正，眼球震颤治疗可挂该科。

综合眼病专科：成人不明原因的眼部不适，可挂该科分诊、复诊、检查或开药。

视光专科：近视、远视或散光配镜，老花眼配镜，太阳镜、隐形眼镜、小儿近视可防止其进展的 RGP 镜或角膜塑形镜验配。

衷心祝愿广大百姓都能拥有一双明亮的眼睛，一副健康的身体！